计算机辅助药物设计实验教程

JISUANJI FUZHU
YAOWU SHEJI SHIYAN JIAOCHENG

罗海彬　张　晨　主编

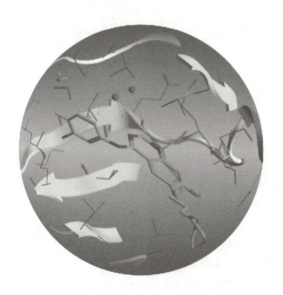

中山大学出版社
SUN YAT-SEN UNIVERSITY PRESS
·广州·

版权所有 翻印必究

图书在版编目（CIP）数据

计算机辅助药物设计实验教程/罗海彬，张晨主编. —广州：中山大学出版社，2021.12

ISBN 978-7-306-07351-8

Ⅰ. ①计… Ⅱ. ①罗… ②张… Ⅲ. ①药物—计算机辅助设计 Ⅳ. ①R914.2-39

中国版本图书馆 CIP 数据核字（2021）第 249717 号

出 版 人：王天琪
策划编辑：金继伟
责任编辑：金继伟 黄浩佳
封面设计：曾 斌
责任校对：叶 枫
责任技编：靳晓虹
出版发行：中山大学出版社
电　　话：编辑部 020-84110283，84113349，84111997，84110779，84110776
　　　　　发行部 020-84111998，84111981，84111160
地　　址：广州市新港西路 135 号
邮　　编：510275　　传　真：020-84036565
网　　址：http://www.zsup.com.cn　　E-mail：zdcbs@mail.sysu.edu.cn
印 刷 者：广州市友盛彩印有限公司
规　　格：787mm×1092mm　1/16　9.5 印张　226 千字
版次印次：2021 年 12 月第 1 版　2021 年 12 月第 1 次印刷
定　　价：52.00 元

如发现本书因印装质量影响阅读，请与出版社发行部联系调换

前　　言

随着现代科技的飞速发展，计算机在化学、生物、材料、医药等领域都获得了广泛的应用。在药学领域，基于个人计算机平台的模拟软件正逐渐成为不可或缺的研究和教学工具，药学专业学生和相关从业人员有必要熟悉并掌握这些计算机模拟软件的操作。近年来出版了一批优秀的计算化学教材和参考书，能够很好地服务于药学专业学生的理论教学；然而，围绕计算机模拟软件开展的相关实验课程在各大专院校的药学教学中并未普及，相关教材也较为缺乏。为此，编者基于多年的计算机模拟软件授课经验，编写出这本教材，以供理工院校、医科院校药学专业教学使用。

本教材主要面向药学专业高年级本科生和研究生，通过本教材的学习，读者能对当前药物研究中常见药物设计方法和常用计算机模拟软件具有初步的了解。当前药学研究，特别是药物化学研究中常常需要计算数据的辅助支撑。本教材在以计算机辅助药物设计中常见的计算方法为主线，通过大量的上机实验，使读者对计算机辅助药物设计有更加直观的认识、更加深刻的理解，为读者的进一步学习打下良好基础。

全书共分五章。第一章介绍定量构效关系（QSAR），并针对选择性环氧合酶COX-2抑制剂开展三维定量构效关系研究实验。第二章以表皮生长因子受体（EGFR）酪氨酸激酶抑制剂为例，对药效团模型构建和基于药效团模型虚拟筛选的软件操作进行了详细的讲解。第三章由7个独立的子实验组成，内容涵盖点群计算、单电能计算、静电势表面计算、分子振动频率计算及红外光谱和拉曼光谱预测等，以方便读者熟悉和掌握小分子的多种结构优化操作。第四章为分子对接，该部分以胸苷激酶和磷酸二酯酶IV型为研究靶点，集中讲解了4种常用对接方法（LibDock、CDOCKER、Surflex-Dock 和 MOE dock）的实验操作，方便读者掌握不同对接方法的软件操作和结果分析。第五章以普瑞巴林和

MDM2-抑制剂复合物为研究对象，对分子动力学模拟实验操作进行讲解。

  本教材实例丰富、图文并茂，可读性强，编者在编写过程中力求软件操作详尽清晰，方便高校教师教学和学生自主学习。

  由于编者的水平有限，本教材难免存在疏漏和不足，恳请各位读者批评指正！

编　者
2021 年 10 月

目　　录

第一章　定量构效关系（QSAR） ··· 1
- 一、实验目的 ··· 1
- 二、实验要求 ··· 2
- 三、实验原理 ··· 2
  - 1　比较分子力场分析方法（CoMFA） ································· 2
  - 2　比较分子相似性指数分析方法（CoMSIA） ······················ 4
- 四、实验内容 ··· 4
  - 1　背景介绍 ··· 4
  - 2　实验操作 ··· 5
- 【参考文献】 ··· 24

第二章　药效团模型 ·· 26
- 一、实验目的 ··· 26
- 二、实验要求 ··· 27
- 三、实验原理 ··· 27
  - 1　药效团特征的种类 ·· 27
  - 2　药效团模型的构建 ·· 27
  - 3　基于药效团模型药物设计方法的应用 ······························· 28
- 四、实验内容 ··· 28
  - 1　背景介绍 ··· 28
  - 2　实验操作 ··· 29
- 【参考文献】 ··· 44

第三章　结构优化 ··· 46
- 一、实验目的 ··· 46
- 二、实验要求 ··· 46
- 三、实验原理 ··· 46

四、实验内容 ·· 47
    1　构建化合物并优化结构 ·························· 47
    2　保证水分子的 C_{2v} 点群 ·························· 53
    3　保证 Ge_6 的 O_h 对称性计算 ···················· 59
    4　同分异构体的单点能计算 ························ 63
    5　静电势表面 ESP（Electrostatic potential surfaces）计算 ····· 71
    6　观察分子振动 ·································· 75
    7　预测红外光谱和拉曼光谱 ························ 76

第四章　分子对接 ·· 78
一、实验目的 ·· 78
二、实验要求 ·· 78
三、实验原理 ·· 78
四、实验内容 ·· 80
    1　LibDock 对接方法及蛋白–配体相互作用的打分评价 ····· 80
    2　CDOCKER 和对接姿态分析 ······················ 90
    3　SYBYL 软件的分子对接模块 Surflex-Dock ·········· 96
    4　MOE 软件的分子对接模块 Dock ·················· 111
    5　总结 ·· 121
【参考文献】 ·· 121

第五章　分子动力学模拟 ·· 123
一、实验目的 ·· 123
二、实验要求 ·· 123
三、实验原理 ·· 123
四、实验内容 ·· 124
    1　普瑞巴林的溶剂化模型及分子动力学模拟 ············ 124
    2　MDM2–抑制剂复合物的分子动力学模拟 ············ 135
【参考文献】 ·· 145

第一章 定量构效关系（QSAR）

一、实验目的

当前，随着结构生物学研究的不断深入，已被解析的蛋白质三维结构也越来越多。但许多对于与药物开发有关的重要靶酶或受体蛋白研究却进展较慢，其原因主要在于它们常常是存在于细胞膜的蛋白，很难培养晶体并进行结构解析。例如，G-蛋白偶联受体家族作为一大类药物的重要靶点，目前还只能通过其同源蛋白推测其三维结构。在这种情况下，一般只能通过"基于配体的药物设计"这种间接的方法，即从配体的三维结构信息入手，推测配体与靶点的作用方式并以此指导药物设计。基于配体的药物设计主要为研究一系列药物的定量构效关系（quantitative structure-activity relationship，QSAR）。

QSAR分析是指利用理论计算和统计分析工具来研究系列化合物结构参数（包括二维分子结构、三维分子结构和电子结构）与其生物效应（如药物的活性、毒性、药效学性质、药物代谢动力学参数等）之间联系起来的定量关系，是药物研究中的一种重要理论计算方法和常用手段（图1-1）。

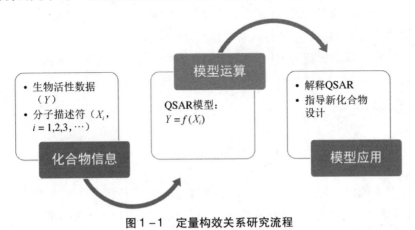

图1-1 定量构效关系研究流程

定量构效关系可分成两类：二维定量构效关系（2D-QSAR）和三维定量

构效关系（3D-QSAR）。传统的二维定量构效关系方法很多，有 Hansch 法[1]、模式识别 Free-Wilson 法（又称基团贡献法）[2]、电子拓扑法[3]等。其中最著名、应用最广泛的是 Hansch 法，它假设同系列化合物某些生物活性的变化是和它们的某些可测量的物理化学性质的变化相联系的。这些可测量的特性包括疏水性、电性、空间立体性质等，用相应的分子参数来表示，通过定量方式来回归其与生物活性的相关性。三维定量构效关系则考虑了生物活性分子三维构象性质，在 QSAR 分析中引入了与生物活性分子三维结构相关的量作为变元（descriptor），与 2D-QSAR 方法相比，能够更为精确地反映生物活性分子与受体之间的非键相互作用特征，从而更深刻地揭示药物-受体相互作用机理。最典型的三维定量构效关系方法包括分子形状分析法（molecular shape analysis, MSA）[4]、距离几何法（distance geometry, DG）[5]、比较分子力场分析方法（Comparative molecular field analysis, CoMFA）[6]和比较分子相似性指数分析方法（Comparative molecular similarity indices analysis, CoMSIA）[7]，其中 CoMFA 是目前最成熟且应用最广泛的方法。

本实验主要采用 CoMFA 和 CoMSIA 方法对 36 个 2-苯基 4-吡喃酮系列化合物进行三维定量构效关系研究[8]。

二、实验要求

(1) 了解定量构效关系的种类及方法；
(2) 掌握 CoMFA 方法的基本原理及计算步骤；
(3) 掌握 CoMSIA 方法的基本原理及计算步骤；
(4) 深入理解所获得的构效关系模型，并根据模型设计新化合物。

三、实验原理

1 比较分子力场分析方法（CoMFA）

CoMFA 假设：配体分子与受体之间的相互作用主要通过非共价结合，如通过范德华相互作用、静电相互作用、氢键相互作用和疏水相互作用而实现。作用于同一受体相同作用位点的一系列配体分子，它们与受体之间的各种作用力场应该具有一定的相似性。这样，在不了解受体三维结构的情况下，研究这些配体分子周围的力场分布，并把它们与配体的活性数据定量地联系起来，既可以推测受体活性位点的某些性质，又可以依此建立一个定量模型，并用来设计新化合物及定量地预测化合物的活性。

CoMFA 实验过程，可以大致分为 4 个步骤（图 1-2）：

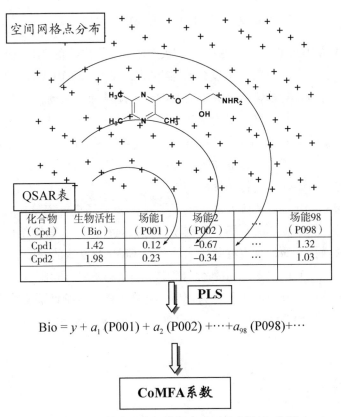

图 1-2　比较分子力场分析方法（CoMFA）步骤

（1）确定研究体系各个化合物的药效构象，根据合理的重叠规则，把它们重叠在一个包含全部化合物分子的空间网格上。

（2）计算化合物周围各种作用力场的空间分布。根据研究对象及各化合物的生物活性特征，选择合适的探针原子或基团，计算探针原子或基团在每个空间网格点上与各个药物分子的相互作用能（静电场和立体场）；它们和各化合物的生物活性构成 CoMFA 的 QSAR 表。

（3）把步骤（2）计算得到的分子场能数值作为自变量，把分子的活性作为因变量，通过偏最小二乘（PLS）方法结合交叉验证来确定最佳主成分；基于最佳主成分，采用 PLS 建立化合物活性和分子场特征之间的关系，确定

CoMFA 模型。

(4) 获得 CoMFA 三维等值线图，从等值线图上可以清楚地看到力场分布强弱对生物活性产生的影响，据此可以设计新化合物。

2 比较分子相似性指数分析方法（CoMSIA）

CoMFA 方法问世后，很快发展成为目前应用最广泛的 3D - QSAR 研究方法，但该方法在实际使用中也发现许多不足。首先，CoMFA 仅考虑静电场和立体场，没有涉及对药物活性有重要影响的氢键场和疏水场；其次，所选用的分子势能场函数在某些格点附近会出现显著变化，出现不正常的分子场数值，需要定义能量的截断（cutoff）值，这样导致某些区域的分子场信息不能很好地表达。因此，CoMFA 计算的结果对格点的步长、叠合分子的空间取向等因素非常敏感，需要仔细进行选择。

而 CoMSIA 作为一种新方法，定义了 4 种分子场进行定量构效关系研究，包括立体场、静电场、疏水场、氢键场（包括氢键受体和氢键给体）；而且在分子场能量函数上的计算也有效克服了传统 CoMFA 方法的缺陷。许多学者应用 CoMFA 和 CoMSIA 对同一系列化合物进行 3D - QSAR 研究，均发现 CoMSIA 计算受网格设置和分子空间的影响较小，更易于操作且统计预测能力更强。而且 CoMSIA 作为 SYBYL 的一个模块已实现商业化，预计今后的应用将更加广泛。

四、实验内容

本实验主要采用 CoMFA 和 CoMSIA 方法对 36 个 2 - 苯基 4 - 吡喃酮系列化合物进行三维定量构效关系研究[8]，也可以参考罗敏贤等发表在《中山大学学报》（自然科学版）2009 年第 5 期上的论文《2 - 苯基 4 - 吡喃酮类 COX - 2 抑制剂的三维构效关系研究》。

1 背景介绍

环氧合酶（cyclooxygenase，COX）家族是非甾体类抗炎药物（Non-steroidal anti-inflammatory drugs，NSAIDs）的作用靶酶。传统上认为环氧合酶（COX）存在两种亚型，结构型环氧合酶 COX - 1 和诱导型环氧合酶 COX - 2。COX - 1 被称作"看家酶"，有保护胃肠道黏膜免受外界刺激、维持肾功能正常、凝血的作用；COX - 2 是在炎症等病理条件下，由细胞因子（IL - 1）、有丝分裂原、内毒素等物质诱导产生，能催化形成炎症介质——前列腺素样物质。NSAIDs抑制COX-2作用与治疗炎症有关，对COX-1的抑制则导致了该类药物的不良反应。因此，开发选择性抑制COX-2的NSAIDs，有利于提高药物治疗效果并降低药物毒副作用。还有研究表明，COX-2在直肠癌等肿瘤的形成中起关键作用，选择性COX-2抑制剂将有望被开发成为新一代的治疗与预防癌症的药物。此外，将该类抑制剂药物应用于治疗神经系统紊乱等疾病也是当今研究的热点。

近年来，对选择性COX-2抑制剂QSAR研究主要集中在三环体系，其所构建的模型能较好地解释化合物的结构与生物活性之间的关系。Caturla等报道了一种三环类化合物2-苯基4-吡喃酮系列化合物对COX-2有较好的选择性抑制作用，与其他类型的COX-2抑制剂相比，该类COX-2抑制剂具有活性好、副作用小、见效快、药效时间长等优点。目前已有对该系列化合物的2D-QSAR研究，但2D模型的拟合能力和预测能力均不理想（交叉验证相关系数$q^2=0.560$，非交叉验证相关系数$R^2=0.692$）[8]。

为深入了解2-苯基4-吡喃酮系列化合物对COX-2抑制作用的机理，以及为结构修饰提供线索，下面运用3D-QSAR方法，包括CoMFA和CoMSIA，研究该系列化合物结构参数与生物活性之间的定量关系，建立相应的构效关系模型，为开发高活性COX-2抑制剂提供理论参考。

2 实验操作

2.1 QSAR计算软件

在Windows 10专业版平台上，主要采用使用Tripos公司设计开发的SYBYL-X 2.0分子模拟软件包的QSAR相关模块完成所有分子建模和统计分析工作。计算时如非特别说明，均使用软件默认参数。

2.2 分子信息表（Molecular Spreadsheet，MSS）的生成

本实验从文献中搜集了36个具有2-苯基4-吡喃酮骨架的系列COX-2抑制剂化合物组成训练集，它们的结构以及活性数据均引自文献，来源于同一药理模型，其结构及pIC_{50}值（实验值）见表1-1。

表1-1 2-苯基4-吡喃酮系列化合物的生物活性（实验值，引自文献[8]）

Structure	Cpd.	Substituent R	R'	pIC_{50}
Subset A	p01	4-F	SO_2CH_3	6.0088
	p02	4-Cl	SO_2CH_3	6.4948
	p03	4-Br	SO_2CH_3	6.4437
	p04	4-I	SO_2CH_3	6.3872
	p05	$4-CF_3$	SO_2CH_3	5.6108
	p06	$4-CF_3O$	SO_2CH_3	5.8416
	p07	$4-NO_2$	SO_2CH_3	5.3990
	p08	2,4-diF	SO_2CH_3	7.0969
	p09	3,4-diF	SO_2CH_3	5.3536
	p10	3,4-diCl	SO_2CH_3	5.4711
	p11	2-F,4-Cl	SO_2CH_3	6.6990
	p12	2-F,4-Br	SO_2CH_3	6.8239
	p13	2-Cl,4-Br	SO_2CH_3	6.5086
	p14	$4-F,2-CH_3$	SO_2CH_3	6.7447
	p15	$2-Cl,4-CH_3$	SO_2CH_3	6.6198
	p16	$4-Cl,2-CH_3$	SO_2CH_3	6.7212
	p17	$2-Cl,4-CH_3O$	SO_2CH_3	6.7447
	p18	H	SO_2CH_3	6.0000
	p19	$2-CH_3$	SO_2CH_3	6.7695
	p20	$3-CH_3$	SO_2CH_3	5.8697
	p21	$4-CH_3$	SO_2CH_3	6.6778
	p22	$2-F,4-CH_3$	SO_2CH_3	7.2218
	p23	$4-NH_2$	SO_2CH_3	5.8297
Subset B	p24	H	SO_2CH_3	5.7352
	p25	2-F	SO_2CH_3	5.8153
	p26	3-F	SO_2CH_3	5.4724
	p27	4-F	SO_2CH_3	5.9706
	p28	4-Cl	SO_2CH_3	5.6676
	p29	4-Br	SO_2CH_3	5.7619
	p30	$4-CF_3$	SO_2CH_3	5.1599
	p31	$4-CH_3$	SO_2CH_3	5.6615
	p32	3,4-diCl	SO_2CH_3	6.1675
	p33	2,4-diF	SO_2CH_3	5.9508
	p34	2-F,4-Cl	SO_2CH_3	5.6882
	p35	$4-SO_2CH_3$	F	5.0101
	p36	H	SO_2CH_3	5.1618

在进行 QSAR 计算之前,需事先建立保存有所有训练集化合物三维结构及活性信息的分子信息表。建立过程大致可以分为两个步骤,首先建立包含这 36 个化合物三维结构的数据库文件,将其导入 MSS;然后再将活性数据输入或者导入。

在 Tripos 公司的 SYBYL 程序中,采用 Sketch Molecule 模块构建 p18 (Subset A) 和 p24 (Subset B) 化合物结构 (表 1-1),并且优化其构象,其他所有化合物以此为基础通过修改或增加相应的原子或基团搭建另外 34 个化合物结构。

具体操作步骤如下:

【步骤 1】打开 SYBYL-X 2.0,设置默认工作文件夹。提前创建空文件夹 c:/qsar,启动 SYBYL-X 2.0 软件,打开菜单 Options > Set > Default Directory…,选择 c:/qsar 文件夹作为我们的默认工作目录(图 1-3)。

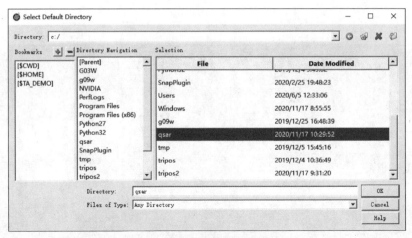

图 1-3　设置默认工作目录

【步骤 2】建立数据库。打开菜单 File > Database > New…,新建数据库,在弹出的 New Database 窗口中将新数据库命名为 cox2_build.mdb (图 1-4)。

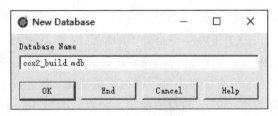

图 1-4　新建数据库

【步骤3】绘制分子结构。点击工具栏中的 Sketch 工具按钮 ![苯环] （苯环图标），调出化学结构绘制工具按钮集（图1-5），按照表1-1所示结构式，在 SYBYL 窗口中搭建分子 p18 的三维结构，然后点击"退出"按钮 EXIT。在搭建完毕之后，点击工具栏中的 Add All Hydrogens 按钮 H，给分子加上氢原子。然后打开菜单 Compute > Charges > MMFF94…，为分子加上电荷（图1-6）。

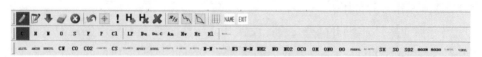

图1-5　化学结构绘制工具按钮集

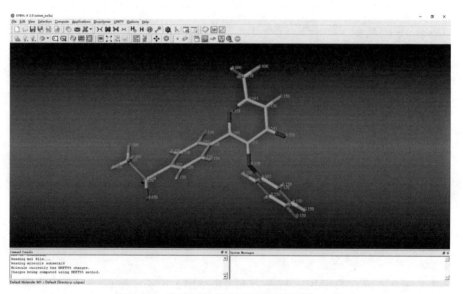

图1-6　为绘制好的分子添加氢原子与电荷

【步骤4】分子优化。分子构象的选择在 QSAR 的研究中是非常重要的。按照上述方法绘制的分子很可能不是分子的稳定构象，在受体未知的情况下，通常取分子的低能构象为它的活性构象。选择菜单 Compute > Minimize > Molecule…，采用分子力场的方法对小分子进行能量优化，这是一种局部低能构象搜索方法。优化时在 Minimize 的对话框中，把默认参数 Max Iterations、Termination 分别修改调整为 1000、0.005 kcal/(mol * A)。优化完毕之后，可以看到窗口中的分子键长、键角都发生了变化，构象更为合理（图1-7）。

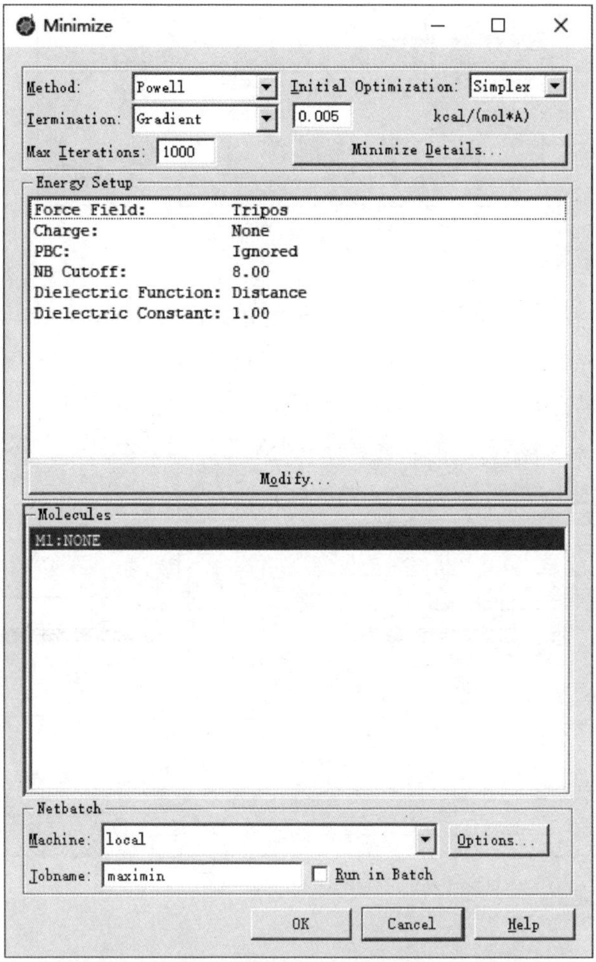

图1-7 分子优化参数

【步骤5】分子命名。单击选中界面中小分子的任意一个原子，打开菜单Edit > Molecule > Name…，在弹出的对话框中输入"subsetA18"作为化合物的名称，点击"OK"按钮关闭对话框（图1-8）。

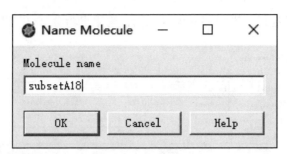

图1-8 分子命名

【步骤6】存入数据库。首先打开菜单 File > Database > Open…，选择 cox2_build.mdb 并点击"OK"按钮，Option 对话框中选择 UPDATE 并点击"OK"按钮，以打开之前建立的空白数据库。再打开菜单 File > Database > Put Molecule…将化合物存入之前新建的 cox2_build.mdb 数据库，屏幕左下角将出现正确提示（图1-9）。

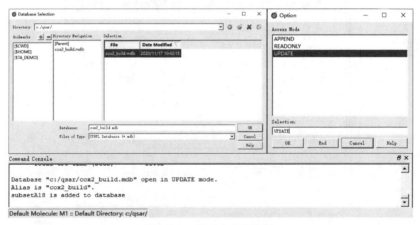

图1-9 分子存入数据库

【步骤7】完成数据准备。依照前面五个步骤相同方法构建 subsetB24 的化合物结构并将其命名，为减少工作量，以 subsetA18 结构为基础，通过增加、删除和调整相应的原子或基团搭建另外22个 subsetA 系列化合物结构，将其分别命名后依次存入 cox2_build.mdb 数据库；以 subsetB24 结构为基础，通过增加、删除和调整相应的原子或基团搭建另外12个 subsetB 系列化合物结构，将其分别命名后依次存入 cox2_build.mdb 数据库。本节内容所需数据库及后续相关文件可通过以下链接下载：https://pan.baidu.com/s/1_AWlP8VltiMkoFRsN6HOwg，提取码：cadd。

2.3 分子的骨架叠合

在进行 CoMFA 计算之前,要将数据库中各个化合物进行叠合。叠合通常可以采取根据训练集化合物结构骨架、分子对接构象或者药效团模型叠合等方式进行。需要注意的是,分子叠合对 CoMFA 计算结果影响很大,要根据具体情况采取适当的方式进行。在本实验中,由于分子的结构骨架均为 2-苯基 4-吡喃酮母核,因此可以采用骨架叠合的方式。而 SYBYL 则提供了对数据库中的多个分子进行骨架叠合的工具。

具体操作步骤如下:

【步骤1】分子骨架叠合。首先清空屏幕,点击工具栏中的"Delete Selected"按钮的下指箭头 ![icon] ,选择 Delete Everything,然后关闭并重新打开 cox2_build.mdb 数据库(见2.2节步骤6第一步)(图1-10)。打开菜单 Applications > Align Compounds > Align Database…,在弹出的对话框中将 Database to Align 设定为 cox2_build.mdb,将 Template Molecule 设定为该数据库中第三个分子 subsetA01(见表1-1中第一个分子),将 Common Substructure 设定为训练集化合物结构最大共同子结构(骨架中的公共部分)作为叠合模板(按住"Shift"或"Ctrl"键,依次点击选中屏幕上 subsetA01 分子的骨架原子(图1-11),骨架原子变为绿色,并点击 Atom Expression 对话框中的"OK"按钮),其他参数不变,点击"Apply"按钮,开始进行叠合,最后将叠合好的分子保存在新生成的数据库文件 cox2.mdb 中(图1-12、图1-13)。

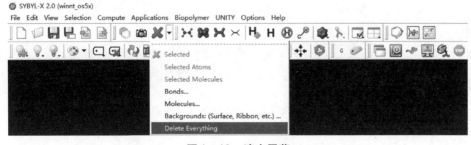

图1-10 清空屏幕

图1-11 公共骨架

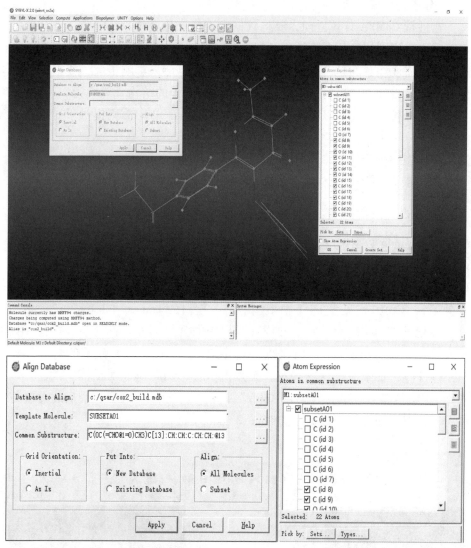

图1-12 选择叠合模板（公共骨架原子）

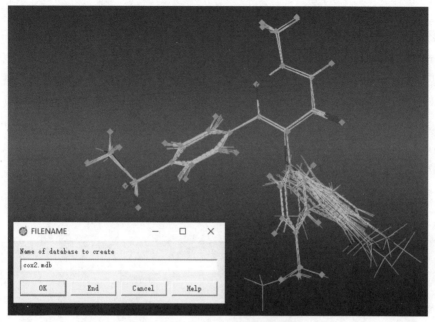

图 1-13 保存为新的数据库文件

【步骤 2】打开 Training set 数据库文件，建立 MSS，并将结构式导入。首先清空屏幕（方向如上一段），然后单击进入菜单 File > Import File…，在弹出的对话框中的 Files of Type 项选择 Databases 作为数据来源，指定 cox2.mdb 作为我们要打开的数据库，点击窗口右下角的"OK"按钮，将其导入新生成的分子信息表。表中的每一行对应一个化合物（图 1-14）。

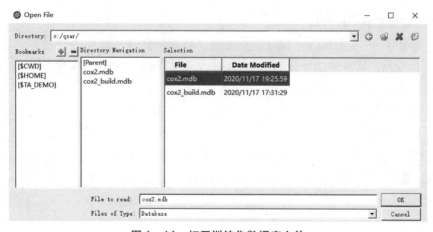

图 1-14 打开训练集数据库文件

【步骤3】输入各个化合物的活性数据。输入活性数据时可以在 MSS 表格中添加活性数据列,方法为在第一行空白列右键,选择 Add a Computed Column,弹出的 Option 对话框,Type 类型选择 FLOAT,点击两次"OK"按钮,然后点击"End"按钮,随后在每个化合物对应的行末尾逐个输入数值,并右键列表头 FLOAT,Rename 为 pIC50。输入的活性数据为各个化合物的 log(1/IC_{50})值,因此数值越大,表明该化合物的活性越强。最后,点击菜单 File > Save As,Name 一栏输入"cox2",Files of Type 选择"Spreadsheet",点击"OK"按钮即可保存为表格文件 cox2.tbl(图1-15)。

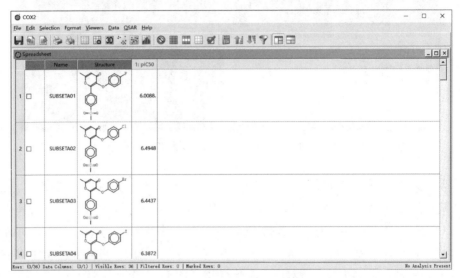

图 1-15 MSS 分子信息表

2.4 添加 CoMFA 力场

添加 CoMFA 力场的计算过程大致可以分成两部分:首先需要扫描全部分子所在空间,从而确定空间网格所在区域;然后用探针分子在网格上移动,计算超过 33 000 次探针与化合物的相互作用能。

具体操作步骤如下:

【步骤1】将所有的化合物放置在工作区。单击进入主窗口菜单 File > Import File…,在 Open File 对话框中,从左到右依次点击[\$CWD]-cox2.mdb,然后单击拖动选中列表中的所有小分子,点击"OK"按钮(图1-16)。

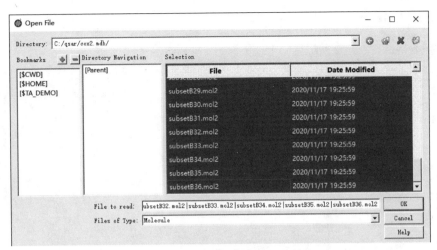

图1-16 所有小分子置于屏幕

【步骤2】显示标尺。打开 SYBYL 主菜单 View > Ruler…，在弹出的 Molecule Area 对话框中选择 M1：subsetA01（cox 2），并点击两次"OK"按钮（图1-17）。

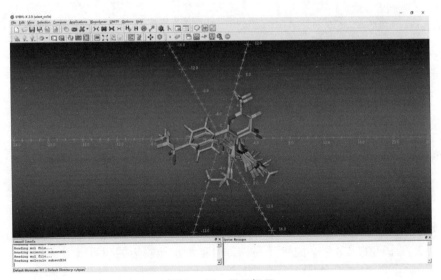

图1-17 显示标尺

【步骤3】建立新的 QSAR 计算任务（project）。单击进入主窗口菜单 Applications > QSAR Tools > New QSAR Project，在 Project Name 一栏输入"cox2"，在 Project Description 一栏输入"cox2_qsar"，点击"OK"按钮（图1-18）。

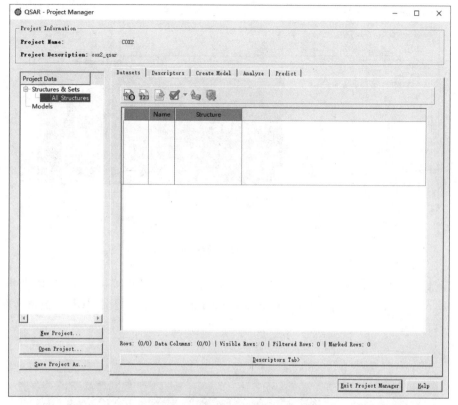

图 1-18 建立新的 QSAR Project

【步骤4】导入信息。在弹出的新窗口中,设置 QSAR 计算的详细参数。该窗口共有 5 个标签页:Datasets、Descriptors、Create Model、Analyze 和 Predict。在 Datasets 标签页中点击"Import Structure"按钮 ,选择上一步生成的 cox2.tbl 文件,导入化合物结构和活性数据信息。

【步骤5】添加 CoMFA 力场。切换至 Descriptors 标签页,如图 1-19 所示为分子所在空间添加静电场和立体场。将左边列表中的 CoMFA 选中,点击两个列表框中间的"Add > 按钮",将 CoMFA 添加至右边的列表框中。

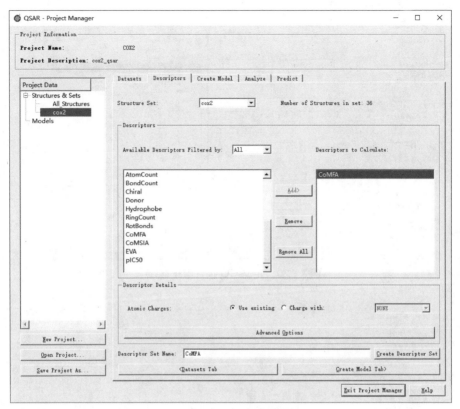

图 1-19 添加 CoMFA 力场

【步骤6】手动定义盒子大小。在 Descriptors 标签页中，点击以选中右边列表框中的 CoMFA，下方的 Advanced Options 按钮由灰色不可选状态变为黑色可选状态，点击该按钮，在弹出的 CoMFA Parameters 窗口中，设置相关参数。将 Region：设置为 Use Existing Region，点击"…"按钮，选择已提供的 comfa111111877.rgn 文件。或手动设置，方法为：点击"Define"按钮，弹出 CoMFA Region 参数设置对话框，点击"New"按钮，并根据图 1-20 包含所有分子在内的尺寸 X 轴、Y 轴、Z 轴标度范围区域手动设置 CoMFA 盒子区域参数，步长一般为 1 Å，随后保存文件，命名为 comfa111111877.rgn。完成后点击 CoMFA Region 对话框中"OK"按钮返回上一层的 CoMFA Parameters 对话框，点击"OK"按钮，返回再上一层的 QSAR-Project Manage 对话框，在 Descriptor Set Name 一栏输入"COMFA_MODEL"，并点击"Create Descriptor Set"按钮。待运算完毕，切换回到 Datasets 标签页，可发现该页面新增一列数据"COMFA"，如图 1-21 所示。该数据数值大小显示了探针与化合物所占空间内部网格相互作用数目。

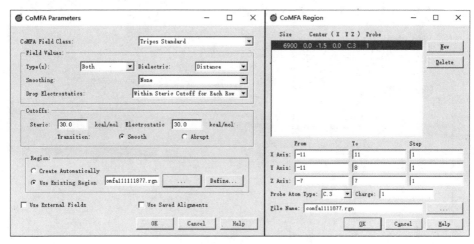

图 1-20 定义 COMFA 盒子区域

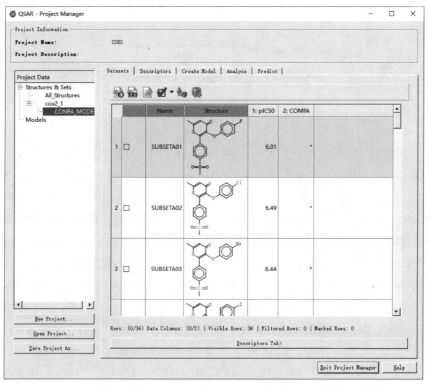

图 1-21 添加 COMFA 数据列

2.5 QSAR 模型拟合计算

为了确定所获得模型是否有预测能力,且确定拟合最佳模型所需要的主成分数(components),需要先进行交叉验证。主成分数的大小描述了模型的复杂程度,主成分数越大模型越复杂。

首先进行偏最小二乘法交叉验证回归分析。在 QSAR-Project Manager 窗口中,点击切换至 Create Model 标签页,依次选中 Descriptors 框中的 COMFA_MODEL 和 Activity Data 框中的 pIC50,然后选择在 Analysis Method 框中 PLS:(Partial Least Squares,即偏最小二乘法)选择 Automatic,Model Name Prefix:处填入"COMFA_MODEL",然后点击其右边的"Create Model"按钮(图 1 - 22)。

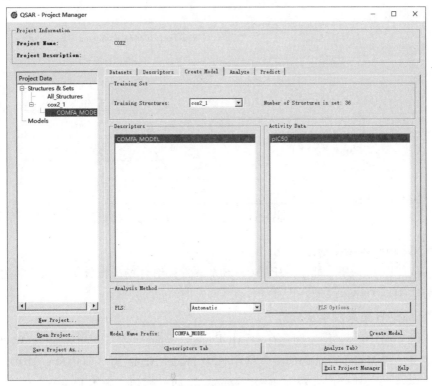

图 1 - 22 建立 QSAR 模型

设置并运行完毕之后,软件会自动切换至 Analyze 标签页(图 1 - 23)。计算信息及结果在该标签页中详细显示。第一个表格所显示的信息中含有关于 QSAR COMFA 模型的重要结果,包括交叉验证回归系数值 Q^2,非交叉验证回归系数值 R^2,该模型的估算标准误差(Standard Error, SE),以及交叉验证的最佳主成分数（Number of Components，NC）值等。通常，采用交叉验证回归系数值 Q^2 来衡量模型的好坏。一般来说，交叉验证的 Q^2 值大于0.5，模型才具有意义；Q^2 值大于0.6，则一般可认为得到的模型较好。如图1-24所示，最佳主成分数为5，交叉验证校正回归系数 Q^2 值为0.648，符合统计学要求。

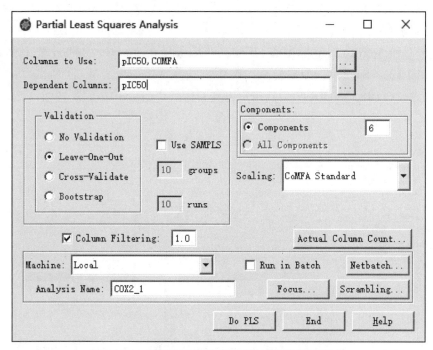

图1-23　偏最小二乘法交叉验证对话框参数设置

2.6. QSAR 各组合场分析

依照以上步骤，同时展开对 CoMSIA 下各种组合场进行分析，综合对比找出最佳3D-QSAR模型。

2.7. QSAR 结果观察及分析

以 CoMSIA/S+E 为例，在 QSAR-Project Manager 窗口，单击进入 Analyze 标签页，在 Model Comparison 表格中选中 Model Name 为"COMSIA_MODEL_SE"的一行，然后点击右边的"Examine Model"按钮。弹出 Examine 3D Field Model 对话框，按照图1-25和图1-26所示进行设置，CoMSIA 的结果将以图形的形式显示在 SYBYL 窗口中。其中，S、E、H、D、A 分别为立体场、静电场、疏水场、氢键给体场和氢键受体场，Q^2 为模型的交互验证相关系数，R^2 为模型的相关系数，SE 为估算的标准偏差，NC 为模型的主成分数。

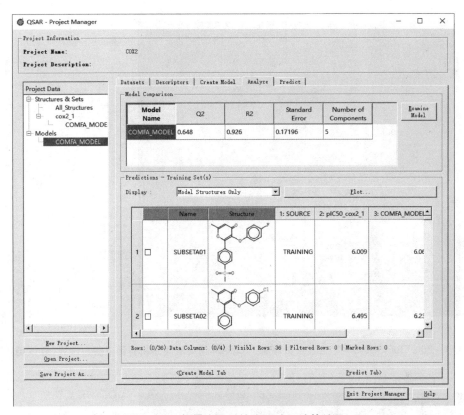

图1-24 偏最小二乘法交叉验证计算结果

表1-2 CoMFA/CoMSIA 模型的 PLS 分析结果

Model	Q^2	R^2	NC	SE
CoMFA				
S + E	0.648	0.926	5	0.172
CoMSIA				
S + E	0.754	0.952	6	0.141
A + D	0.695	0.967	9	0.425
H	0.654	0.94	6	0.158
S + E + H	0.725	0.956	7	0.138
S + E + A	0.75	0.951	6	0.142
S + E + D	0.753	0.952	8	0.146
S + E + A + D	0.757	0.952	8	0.146
S + E + H + A + D	0.729	0.947	8	0.153

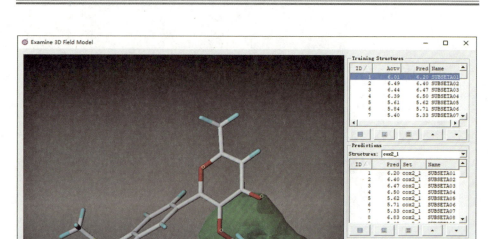

图1-25 CoMSIA/S+E 三维系数等势图 QSAR 结果观察分析对话框参数设置(立体场)

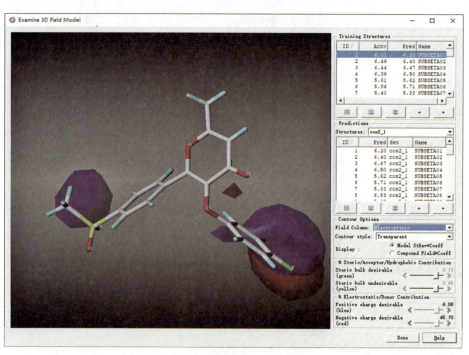

图1-26 CoMSIA/S+E 三维系数等势图 QSAR 结果观察分析对话框参数设置(静电场)

三维系数等值图是由不同颜色折线组成的多面体区域，其颜色含义如下：

（1）立体场等值面图中接近绿色区域的取代基体积越大，而接近黄色区域的体积越小则对活性越有利；

（2）静电场等值面图中接近蓝色区域的取代基越是正电性，而接近红色区域的取代基越是负电性则对活性越有利。

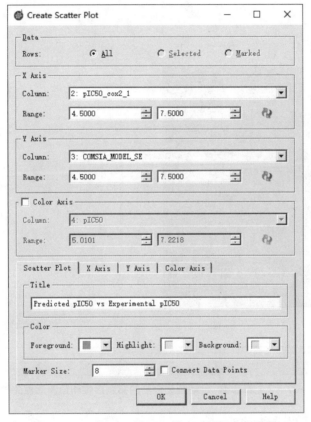

图1-27 Create Scatter Plot 对话框参数设置

同时，还可输出全部化合物的实测活性与预测活性关系图。在QSAR-Project Manager窗口，单击进入Analyze标签页，在Predictions-Training Set（s）表格中点击Display所在行对应的"Plot…"按钮。在弹出的Create Scatter Plot对话框中，选择X轴为pIC50实测值，Y轴为pIC50预测值，X、Y轴的范围调整为4.500～7.500。在下方的Scatter Plot、X Axis、Y Axis标签页中，Title框中分别输入："Predicted pIC50 vs Experimental pIC50""Experimental pIC50"和"Predicted pIC50"，最后点击"OK"按钮。此时，窗口右侧即出现全部化

合物的实测活性与预测活性关系图。将光标移动到某一个数据点，单击选中，数据点附近将出现该化合物的一对活性数值（实测值、预测值），同时窗口左侧将出现该化合物的三维结构。观察完毕后，点击"Done Examining the Graph"按钮可回到主窗口。

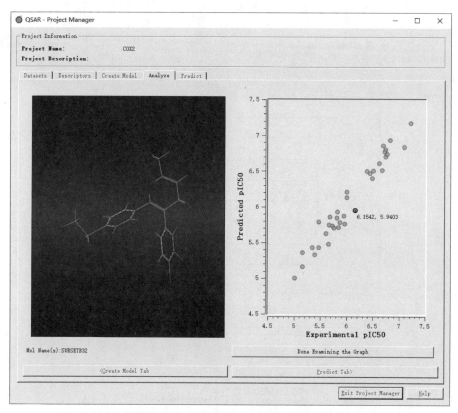

图 1-27　2-苯基 4-吡喃酮化合物的实测活性和预测活性关系图

2.8. QSAR 应用研究

换作不同体系，可在获得合理可靠的 3D-QSAR 模型之后根据 CoMFA、CoMSIA 计算结果，然后自行设计新化合物并预测其活性。

【参考文献】

[1] HANSCH C, MUIR R M, FUJITA T, et al. The correlation of biological activity of plant growth regulators and chloromycetin derivatives with hammett constants and partition coefficients [J]. J. Am. Chem. Soc, 1963, 85 (18): 2817-2824.

[2] FREE S M, WILSON J W. A mathematical contribution to structure-activity studies [J]. J Med. Chem, 1964, 7 (8): 395 – 399.

[3] BERSUKER I B, DIMOGLO A S, GORBACHOV M Y. Electron-topological approach in studying structure-activity relationships. Inhibition of thymidine phosphorylase by uracil derivatives [J]. Bioorgan. Khim, 1987, 13 (1): 38 – 44.

[4] HOPFINGER A J. A QSAR investigation of dihydrofolate reductase inhibition by Baker triazines based upon molecular shape analysis [J]. J. Am. Chem. Soc, 1980, 102 (24): 7196 – 7206.

[5] CRIPPEN G M. Distance geometry approach to rationalizing binding data [J]. J. Med. Chem, 1979, 22 (8): 988 – 997.

[6] CRAMER R D, PATTERSON D E, BUNCE J D. Comparative molecular field analysis (CoMFA). 1. Effect of shape on binding of steroids to carrier proteins [J]. J. Am. Chem. Soc, 1988, 110 (18): 5959 – 5967.

[7] VISWANADHAN V N, GHOSE A K, REVANKAR G R, et al. Atomic physicochemical parameters for three dimensional structure directed quantitative structure-activity relationships. 4. Additional parameters for hydrophobic and dispersive interactions and their application for an automated superposition of certain naturally occurring nucleoside antibiotics [J]. J. Chem. Inf. Comp. Sci, 1989, 29 (3): 163 – 172.

[8] 罗敏贤, 徐洁, 胡小鹏, 等. 2 – 苯基 4 – 吡喃酮类 COX – 2 抑制剂的三维构效关系研究 [J]. 中山大学学报（自然科学版）, 2009, 48 (5): 72 – 77.

第二章 药效团模型

一、实验目的

近年来,计算机辅助药物设计方法(computer-aided drug design,CADD)发展迅速,在一定程度上弥补了传统药物设计方法在经验上的不足,成了药物化学工作者开发新药的得力工具。计算机辅助药物设计是基于分子理化特征的设计方法,主要包括基于受体的药物设计方法和基于配体的药物设计方法[1]。当小分子配体对应的靶标受体(如蛋白质、酶、核酸等)结构已知、结合位点已知(如具有共结晶晶体结构)时,我们可以通过分子对接等方法预测配体与受体的相互作用结合模式,这种方法称为基于受体的药物设计方法。然而,当前仍有许多的药物靶标受体结构未知,特别是跨膜蛋白等纯化结晶操作困难的大分子受体。当小分子配体缺乏与这些靶标受体的相互作用结合模式时,特别是对应靶标受体的结构未知(或虽然已知,但其结合位点未知)时,我们无法通过预测获得小分子配体与受体的相互作用特征,此时可采用基于配体的药物设计方法,对一个、多个或一系列存在结构类似性或结构统一性的配体进行药物设计。在第一章中,我们介绍的基于定量构效关系(QSAR)即属于基于一系列配体的药物设计方法[1,2](图2-1)。

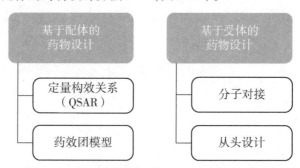

图2-1 计算机辅助药物设计方法简单分类

药物分子结构中含有多种基团,不同基团具有不同的理化特征,导致药物分子在空间中的电性、疏水性等存在差别,必然能够与对应靶标受体的某一个或某几个区域(理化特征相似或互补的区域)发生特异性识别与结合,从而产生生物学效应（如激动、拮抗、变构等）。因此，作用于相同靶标受体的药物分子，化学结构虽有不同，但其多个基团往往具有相似的结构特征，这些共同特征被统称为药效团（pharmacophore）[3]。国际纯粹与应用化学联合会（IUPAC）将药效团定义为"分子中与特定生物靶标发生最佳相互作用并引起生物学效应所必需的空间和电子特征的集合"。从该定义中，我们可以得出两条额外信息：

（1）药效团为药物分子发挥生物学效应所必需的特征基团，但并非药物分子的所有基团特征都属于药效团；

（2）药效团具有空间特征，该特征由药物分子和靶标受体的最佳相互作用模式决定[4,5]。

本实验将对表皮生长因子受体酪氨酸激酶抑制剂吉非替尼进行药效团模型的构建，并运用该模型进行化合物库的筛选。

二、实验要求

（1）了解计算机辅助药物设计方法的种类；
（2）掌握药效团的基本定义及其模型构建方法；
（3）深入理解所获得的药效团模型，并根据该模型进行化合物库的初步筛选。

三、实验原理

1 药效团特征的种类

用于构建药效团模型特征的相互作用主要包括以下六类，分别为：
（1）正电基团特征，如质子化的氨基、胍基等；
（2）负电基团特征，如去质子化的羧基等；
（3）氢键供体基团特征，如伯胺、仲胺、羟基、酰胺基团的-NH等；
（4）氢键受体体基团特征，如酮羰基、羟基、醚键、酰胺基团的>C=O等；
（5）脂肪族疏水基团特征，如烷烃直链、分支碳链、环烷烃基团、卤原子等；
（6）芳香基团特征，如苯环、咪唑环、π环等[5,6]。

2 药效团模型的构建

2.1 基于受体-配体结合模式

当所研究的配体分子具有与其对应靶标受体的共结晶晶体结构时，则可根据晶体结构中的结合模式信息进行药效团模型的直接构建。通常，共结晶晶体结构清晰地展示了配体分子与其对应靶标受体的结合位置和结合特征信息，主要包括配体分子与靶标受体结合位置的口袋或表面大小形状、配体分子的结合构象姿态、构象周围的受体氨基酸残基姿态等。从晶体结构信息中，可提炼出配体分子与受体氨基酸残基的所有相互作用。

2.2 基于配体的构象

当所研究的配体分子缺乏与其对应靶标受体的共结晶晶体结构，即配体分子具有生物学活性的构象姿态未知时，我们需要手动生成配体分子的构象。在实际运用中，生成配体分子构象主要有以下几种方法：系统搜索方法、随机搜索方法、模拟退火方法等。通常情况下，结合位置的配体构象为配体的能量较低构象，一般采用结构优化后的能量极低构象来代表配体分子的生物学活性构象，基于该能量极低构象进行药效团模型构建。对于一系列具有相似化学结构的配体分子，可认为其对靶标受体具有相似的结合模式，可采用结构优化方法生成该系列配体的构象，然后进行分子叠合，分析空间上共有的药效团特征，继而获得合理的药效团模型。

3 基于药效团模型药物设计方法的应用

（1）药效团模型能够在三维空间中清晰地反映配体分子发挥生物学效应的关键特征，从而能够建立比较明确的构效关系（SAR），以指导配体分子的结构设计。

（2）若靶标受体或配体－受体结合位点未知，通过药效团模型可以预测配体分子与靶标受体的结合位点特征，进而判断该位点的空间特征及电性特征（如可能含有哪类氨基酸残基）。

（3）可通过药效团模型对化合物库进行虚拟筛选，以缩小目标分子的数量范围，进而发现对特定靶点具有潜在生物学活性的新分子。

四、实验内容

本实验主要采用基于受体－配体结合模式的方法，对表皮生长因子受体酪氨酸激酶抑制剂吉非替尼进行药效团模型的构建研究。

1 背景介绍

表皮生长因子受体（epidemal growth factor receptor，简称 EGFR）是一类

分子量约为 170 kDa 的跨膜糖蛋白，广泛分布于人类及其他哺乳动物的上皮细胞。EGFR 的胞内激酶结构区含有酪氨酸激酶结构域，属于受体酪氨酸激酶家族（receptor tyrosine kinase，简称 RTK），因此表现有蛋白激酶活性。EGFR 在受到表皮生长因子（epidemal growth factor，EGF）、转化生长因子 2α（transforming growth factor-2α，TGF-2α）等内源性配体的作用时，可形成二聚体结构，其胞外结构的构象发生变化，胞内结构区酪氨酸激酶结构域结合 1 分子 ATP，激活其激酶活性，并导致数个位点发生自磷酸化，进而激活下游信号通路 PI3K/Akt 或 MAPK，从而引起细胞增殖、细胞迁移等一系列生物学行为。研究表明，EGFR 的过度表达与肿瘤的发生发展、侵袭转移等高度相关，在多种类型实体瘤如肺癌、肝癌、乳腺癌、宫颈癌、前列腺癌、神经胶质细胞瘤中，均发现了 EGFR 的高水平表达[7]。

EGFR 酪氨酸激酶抑制剂（tyrosine-kinase inhibitor，TKI）是近年来研究广泛的小分子抑制剂之一，其通过与 ATP 竞争性结合 EGFR 的胞内位点，进而抑制酪氨酸激酶的磷酸化，抑制其活性，从而阻断相关信号通路，并最终抑制肿瘤的生长与转移。吉非替尼（商品名：易瑞沙）是全球第一种上市的口服 EGFR 酪氨酸激酶抑制剂，被批准用于治疗非小细胞肺癌，由于其对各类非小细胞肺癌患者均有效，且耐受性好、副作用小（无骨髓抑制和神经毒性），现已成为非小细胞肺癌的临床一线用药，显著地改善了非小细胞肺癌患者的生存质量、延长了患者的生存期[8]。

为详细了解吉非替尼与 EGFR 酪氨酸激酶结合位点的相互作用模式，探究 EGFR 酪氨酸激酶抑制剂的药效团特征，我们采用基于受体 – 配体结合模式的方法构建吉非替尼的药效团模型，为设计和筛选新的高活性 EGFR 酪氨酸激酶抑制剂提供参考。

2 实验操作

2.1 药效团模型构建软件

本章实验所用软件为 MOE（Molecular Operating Environment，MOE），版本为 2015.10，操作系统为 Windows 10 专业版平台。如无特殊说明，运算过程中所需参数均设置为默认。

2.2 共结晶晶体结构的获取

蛋白质结构数据库（Protein Data Bank，PDB）是一类集合了生物大分子（包括蛋白质、核酸等）三维结构的信息库，这些生物大分子经过 X – 射线单晶衍射、冷冻电镜、核磁共振、电子衍射等操作，其三维结构数据等相关信息

（包括原子坐标、晶体相关参数、实验文献、作者等）被记录下来，并被上传到该数据库。PDB 数据库是目前收录比较全面的生物大分子三维结构数据库，本实验可通过检索 PDB 数据库获得吉非替尼与 EGFR 酪氨酸激酶的共结晶晶体结构，用于下一步的药效团分析。

在 Windows 10 自带的网页浏览器 Edge 中，地址栏输入 https://www.rcsb.org，打开 PDB 数据库官方网站（图 2－2）。在网站首页右上角的"Enter search term（s）"搜索框中，输入"Gefitinib"，在自动弹出的下拉列表中，选择第一项"of EGFR kinase domain with gefitinib"，点击鼠标左键，进入搜索结果页面。搜索界面将显示搜索结果，第一行的"4WKQ"表示该晶体结构在 PDB 数据库中的代码，第二行为该晶体的标题名称，第三行为作者排序，下方涵盖了晶体结构发布日期、晶体结构获得方法、种属来源以及所含有的小分子配体等信息（图 2－3）。

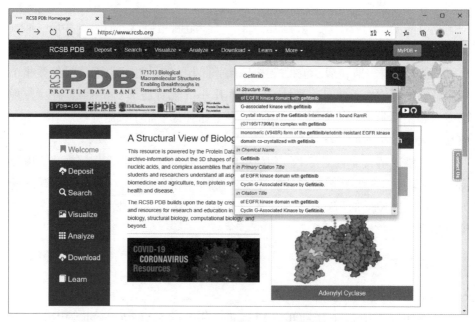

图 2－2　PDB 数据库官方网站界面

接下来，我们点击"4WKQ"，进入该晶体结构的详细内容页面，点击界面右上角的"Download Files"按钮，在弹出的下拉列表中选择"PDB Format"，即可下载并获得该共结晶晶体结构的 PDB 格式文件"4wkq.pdb"（图 2－4）。在 C 盘下新建文件夹，命名为"pharmacophore"，将该 PDB 格式文件移动至该文件夹下。

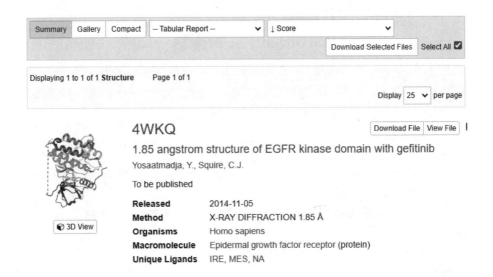

图2-3　晶体结构的搜索结果

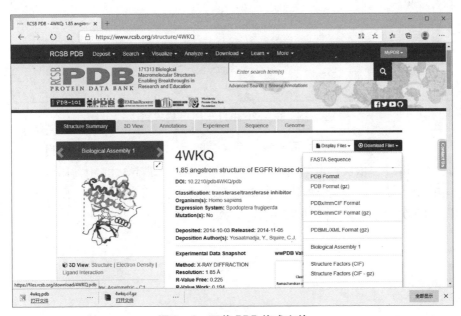

图2-4　下载PDB格式文件

2.3 受体-配体相互作用特征观察

(1) 双击桌面上的 MOE 2015.10 软件图标 ，启动 MOE 软件。点击主菜单栏 File > Open…，选择 C：/pharmacophore 下的"4wkq.pdb"文件，点击"OK"按钮，弹出的"Load PDB File"对话框中，维持所有设置不变，继续点击"OK"按钮，打开该晶体结构（图2-5）。

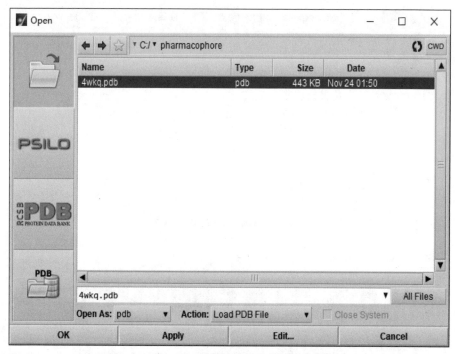

图2-5 在 MOE 中打开 PDB 格式文件

(2) 点击菜单栏 Window > Sequence Editor…，调出序列编辑窗口。按住 Ctrl 或 Shift 键，依次点击第二行"2：4WKQ. A"行的 NA 和 MES 以选中，在选中的高亮处，点击鼠标右键，弹出的菜单中点击"Delete …"，即可删除钠离子和无关配体小分子（图2-6）。

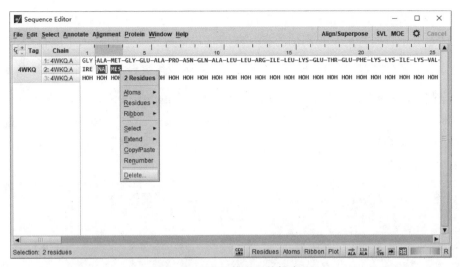

图2-6　MOE 的序列编辑窗口

（3）关闭 Sequence Editor 窗口，回到 MOE 软件的主窗口。使用 Protonate3D 功能为体系加氢原子，方法为：在 MOE 软件主窗口右侧的快捷工具按钮中，找到并点击"QuickPrep"按钮，以打开 QuickPrep 的参数设置对话框。其中，第二行"Use Protonate3D for Protonation"需要勾选，该行表示将使用 Protonate3D 程序为蛋白添加氢原子；其他参数或选项均保持默认，单击"OK"按钮即可运行计算（图2-7）。计算需要运行一段时间，计算实时进度信息将显示在窗口主界面左上角，并可看到蛋白结构在发生实时变化（主要可观察到氢原子的补全等）。计算运行结束时信息显示消失。

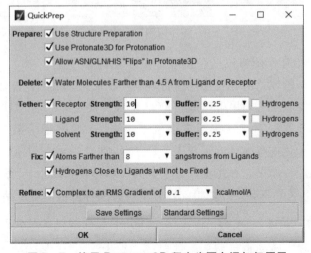

图2-7　使用 Protonate3D 程序为蛋白添加氢原子

(4) 点击 MOE 软件主窗口右侧快捷工具按钮集中的 "SiteView" 按钮，配体小分子吉非替尼及其周围的氨基酸残基将被放大并居中显示于屏幕中央。按住右下角的 "足球" 并移动鼠标，可对视角进行旋转操作，将视角调整至图 2-8 的模式。点击右侧快捷工具按钮集中的 Select > Ligand，选中配体吉非替尼分子，然后点击主窗口菜单 Render > Atoms，点击绿色框按钮，将配体的碳原子修改为绿色，使配体分子区别于周围的氨基酸残基。

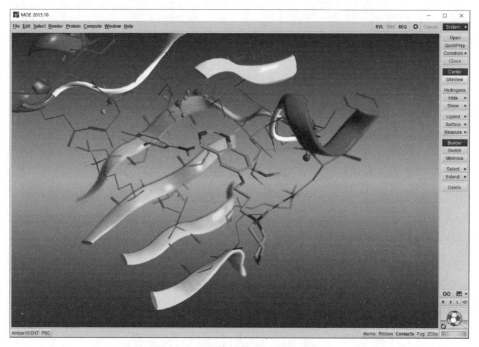

图 2-8 晶体结构中的相互作用

(5) 氢键相互作用将以蓝色虚线显示于主窗口（图 2-8）。通过对结合位点配体与氨基酸残基的相互作用进行观察，我们可以发现，配体分子的喹唑啉骨架上的 1 位氮原子与甲硫氨酸 Met793 形成 1 根氢键，3 位氮原子通过 1 个结晶水分子与苏氨酸 Thr854 形成 1 根氢键，此外，喹唑啉骨架上 6 位取代基长链末端-质子化的吗啉环能够与天冬氨酸 Asp800 形成 1 根氢键（可以点击氨基酸残基上任一原子，在主窗口最下方的提示行查看该原子所属氨基酸残基名称及序号）。这些氢键很好地将配体分子的骨架和侧链固定于结合位点。

(6) 拖动 "足球" ，以观察配体分子与周围氨基酸残基的其他相互作用。可以发现，喹唑啉骨架与亮氨酸 Leu844 和 Leu718 的侧链相距较近，能

够形成较好的 π-σ 相互作用及疏水作用，而骨架 4 位的苯胺基结构能够进入小的疏水空腔，与苏氨酸残基 Thr790 和赖氨酸残基 Lys745 等的侧链形成较好的疏水作用。据此，我们可以认为，以上氢键相互作用和疏水相互作用为吉非替尼与 EGFR 酪氨酸激酶结合位点的主要相互作用，是吉非替尼产生抑制作用的基本要素，即吉非替尼的药效团特征。

为更加形象地展示配体在活性位点的相互作用模式，可运用 MOE 生成相互作用二维图示。点击主窗口右侧快捷工具按钮集中的 Ligand > Ligand Interactions…，即可打开 Ligand Interactions 窗口，图中以较简单的显示方式，展现了配体与受体分子的多种相互作用，并配有各图形的具体释义（图 2-9）。

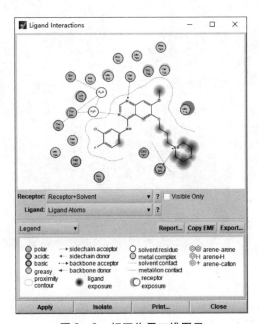

图 2-9　相互作用二维图示

（7）点击"Export…"按钮，可将该相互作用模式图导出为图片格式（图 2-10）。

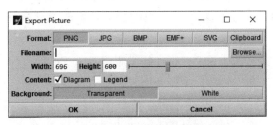

图 2-10　将相互作用模式图导出

2.4 药效团模型的构建

点击主菜单 File > New > Pharmacophore Query…，弹出 Pharmacophore Editor 窗口，同时主窗口将新增药效团特征的定位提示（以圆点形式显示，如图 2-11 所示）。

（1）我们定义与疏水相互作用相关的药效团特征。

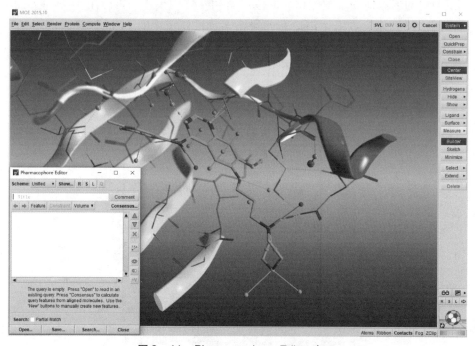

图 2-11 Pharmacophore Editor 窗口

【步骤1】点击主窗口喹唑啉骨架 A 环（含两个氮原子的环）中央的橙色圆点，此时圆点由橙色变为粉色。

【步骤2】回到刚刚打开的 Pharmacophore Editor 窗口，点击"Feature"按钮，生成第一个药效团特征"F1"，类型自动识别为芳香环"Aro"，并显示在窗口中部的表格中。可以看到，主窗口该药效团特征显示为橙色镂空球体。在表格下方找到"R:1"，向左拖动右边的滑块，修改该药效团特征的半径值 R 为 0.7。

【步骤3】重复步骤 1 和 2，添加喹唑啉骨架 B 环和骨架 4 位苯胺基苯环的药效团特征"F2"和"F3"，并设置半径均为 0.7。

【步骤4】在 Pharmacophore Editor 窗口中，选中中部表格的"F3"一行，在表格下方第一行可以修改药效团特征。将 F3 的"Aro"特征手动输入修改

为"Aro | Hyd",点击"Apply"按钮,表示该处药效团为芳香环特征或疏水原子、疏水中心(图2-12)。

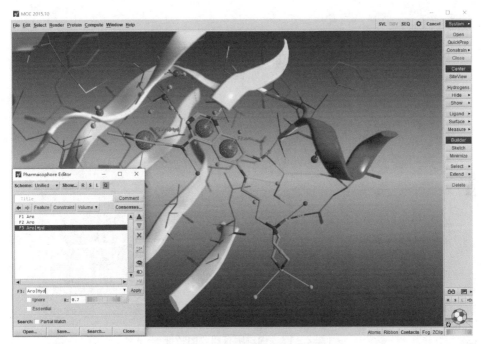

图2-12 定义并修改药效团特征

(2) 我们定义与氢键相互作用相关的药效团特征。

【步骤1】点击主窗口喹唑啉骨架1位氮原子处的青色圆点,此时圆点由青色变为粉色。

【步骤2】回到刚刚打开的Pharmacophore Editor窗口,点击"Feature"按钮,生成第四个药效团特征"F4",类型自动识别为氢键受体"Acc",并显示在窗口中部的表格中。与芳香环特征不同,该氢键受体将显示为青色镂空球体。在表格下方找到"R:1",向左拖动右边的滑块,修改该药效团特征的半径值 R 为0.5。

【步骤3】重复步骤1和2,添加喹唑啉骨架3位氮原子的药效团特征"F5",并设置半径为0.5。

【步骤4】点击主窗口喹唑啉骨架6位侧链上吗啉环的氮原子,再点击Pharmacophore Editor窗口的"Feature"按钮,生成第六个药效团特征"F6",类型自动识别为正电基团与氢键供体特征Cat&Don(需同时匹配)。由于该自动识别的特征较严格,实际设置时,可令此处仅满足氢键供体特征即可。选中

Pharmacophore Editor 窗口中部表格的"F6"一行,在表格下方第一行"F6:"后手动输入修改为"Don",点击"Apply"按钮。最后将半径值 R 设置为 0.7(图 2-13)。

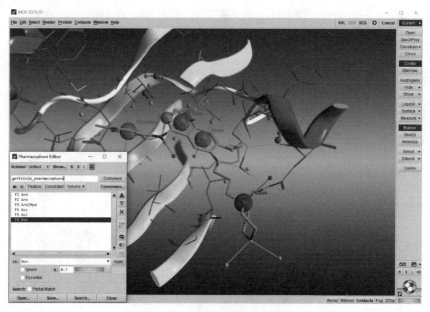

图 2-13 构建所有药效团特征

至此,吉非替尼的药效团模型构建完毕。在 Pharmacophore Editor 窗口的 Title 空白栏中,输入"gefitinib_pharmacophore",并点击最下一行的"Save…"按钮,将该药效团模型保存为 gefitinib_pharmacophore.ph4 文件(图 2-14)。

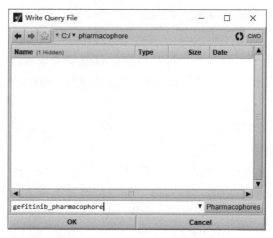

图 2-14 保存药效团模型文件

2.5 基于药效团模型的虚拟筛选

我们已获得由吉非替尼构建的药效团模型,本小节将讲解如何运用该药效团模型进行数据库的虚拟筛选,以获得具有潜在 EGFR 酪氨酸激酶抑制活性的化合物。

2.5.1 数据库的构象生成

使用 MOE 软件构建的药效团模型进行数据库筛选,首先需要将数据库中的每个分子进行构象生成,使分子的构象具有足够的多样性。

【步骤1】导入数据库分子。点击 MOE 主窗口菜单栏 File > Open…,选择 MOE 软件目录(默认为 C:/moe2015)下的 sample/mol/egfr_tk_ki.sdf 文件,点击"OK"按钮,弹出 Database Import 窗口(图 2 – 15)。在"Destination"一行点击"Browse…"按钮,设置数据库文件的保存目录为 C:/pharmacophore,保存的文件名为 egfr_tk_ki.mdb(注意为 *.mdb 格式),并点击"OK"按

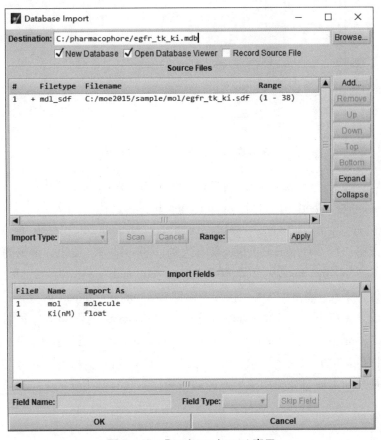

图 2 – 15　Database Import 窗口

钮，返回 Database Import 窗口。点击"OK"按钮，即可将数据库分子全部导入，导入完毕后将弹出 Database Viewer 数据库浏览窗口。该数据库中的化合物均为 EGFR 酪氨酸激酶抑制剂，表格第二列给出了这些化合物的生物活性数据。将鼠标光标悬停于表格第一行第一列，将出现一个黑色的倒三角标志，点击展开菜单中的"Send to MOE"选项，可将分子输出至主窗口显示（图 2-16）。

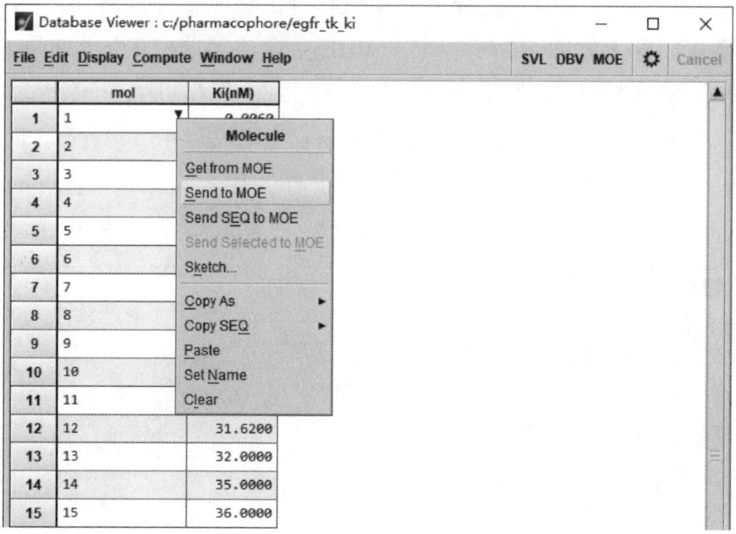

图 2-16 将分子输出至主窗口显示

【步骤 2】生成数据库分子的多构象。点击主窗口菜单栏中的 Compute > Conformations > Import…，打开 Conformation Import 窗口（图 2-17）。在 Input Files 一栏右侧点击"Add…"按钮，选择 C：/pharmacophore/egfr_tk_ki.mdb，然后点击第一行"Output Database"右边的"Browse…"按钮，弹出的对话框中选择 C：/pharmacophore 目录,保存为 conf_out.mdb（格式为 *.mdb）。其他参数均保持不变，点击"OK"按钮，返回 Conformation Import 窗口。采用同样的方法设置窗口下方的 Log Database 和 New Fragments 的保存地址和名称，如图 2-17 所示。注意"Limits"一行的"Conformations"设置为 250，代表每个化合物最多生成 250 个构象。最后点击"OK"按钮，进行构象生成的计算，此时可观察到主窗口分子构象生成的动态变化，同时弹出新的 Database Viewer 窗口。

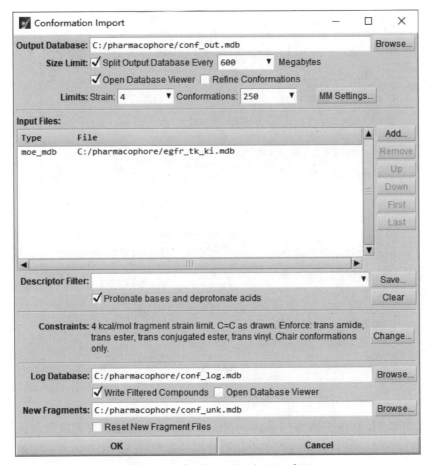

图 2–17　Conformation Import 窗口

2.5.2　基于药效团模型的数据库筛选

【步骤1】打开已保存的药效团模型文件。点击主窗口菜单栏 File > Open，打开 C：/pharmacophore 目录下的 gefitinib_pharmacophore 文件。点击主窗口右侧快捷工具按钮集中的"Center"，将药效团模型显示于屏幕中央。

【步骤2】指定用于筛选的数据库文件。点击 Pharmacophore Editor 窗口最下方一行的"Search…"按钮，弹出 Pharmacophore Search 对话框。点击第一行"Input"一栏最右侧的"打开"按钮，选择上一小节生成的数据库构象文件（C：/pharmacophore/conf_out.mdb）。再点击"Output"行最右侧的"打开"按钮，选择输出文件夹为"C：/pharmacophore"，文件名为"ph4out"（图 2–18）。

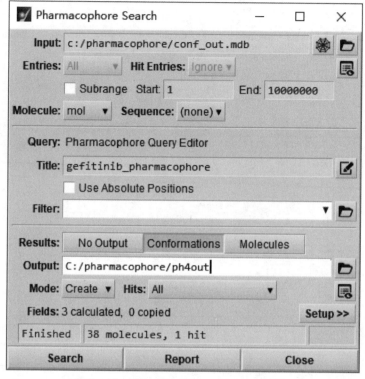

图 2-18 Pharmacophore Search 对话框

【步骤 3】其他参数保持默认,点击"Search"按钮,我们发现,运算完毕,窗口倒数第二行提示仅有 1 个化合物通过本次筛选。由于本次筛选的化合物均为 EGFR 酪氨酸激酶抑制剂,出现这样的结果是不可行的。究其原因,我们建立的初始药效团模型共有 6 个特征,而在本次筛选时,默认是满足所有 6 个特征的化合物才会通过筛选。由于这样的筛选标准可能过于严格,因此我们可设置化合物若满足 6 个特征中的 4 个时,即被筛选出。

【步骤 4】回到 Pharmacophore Editor 窗口,勾选倒数第二行"Search"行的"Partial Match"选项,并设置为"At Least 4",再点击 Pharmacophore Search 窗口的"Search"按钮。我们发现,这次有 17 个化合物通过筛选(图 2-19)。

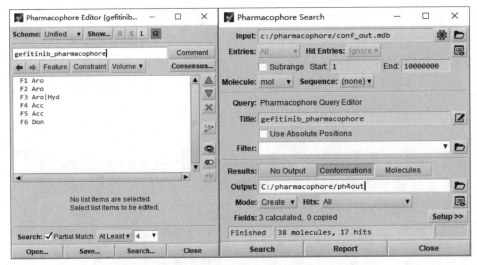

图 2-19　药效团模型第一次修改后的筛选结果

【步骤 5】 在 Pharmacophore Editor 窗口中继续修改药效团特征，将 F1、F2、F3、F4、F5、F6 药效团特征的半径大小调整为 1、1、1.5、1、1、1.5，仍然指定为满足 6 个特征中的 4 个即可。回到 Pharmacophore Search 窗口，点击 "Search" 按钮。我们发现，这次有 33 个化合物通过筛选，占所有数据库分子的 87%，结果较好（图 2-20）。

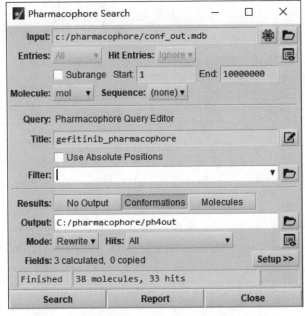

图 2-20　药效团模型第二次修改后的筛选结果

【步骤6】观察筛选出的分子与药效团模型的匹配结果。点击 Pharmacophore Search 窗口倒数第四行"Mode"行的 ![按钮] 按钮,打开筛选结果(保留构象)ph4out 文件。点击 Database Viewer 窗口菜单栏的 File > Browse…,在 Browse 对话框中,通过点击"前进"或"后退"按钮观察被筛选出的分子构象与药效团模型的重合情况(图 2-21)。

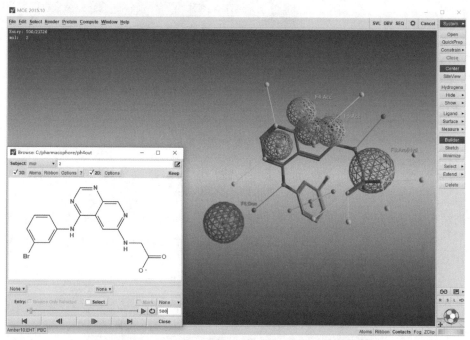

图 2-21 观察筛选出的分子与药效团模型的匹配结果

值得一提的是,我们在进行基于药效团模型的虚拟筛选时,需要注意不要将药效团特征限定得过多。此外,药效团特征的半径不宜过小。

【参考文献】

[1] BAIG M H, AHMAD K, ROY S, et al. Computer aided drug design: success and limitations [J]. Curr. Pharm. Des, 2016, 22 (5): 572-581.

[2] MACALINO S J, GOSU V, HONG S, et al. Role of computer-aided drug design in modern drug discovery [J]. Arch. Pharm. Res, 2015, 38 (9): 1686-1701.

[3] WOLBER G, SEIDEL T, BENDIX F, et al. Molecule-pharmacophore super-

positioning and pattern matching in computational drug design [J]. Drug Discov. Today, 2008, 13 (1 – 2): 23 – 29.

[4] GUNER O, CLEMENT O, KUROGI Y. Pharmacophore modeling and three dimensional database searching for drug design using catalyst: Recent advances [J]. Curr. Med. Chem, 2004, 11 (22): 2991 – 3005.

[5] LEACH A R, GILLET V J, LEWIS R A, et al. Three-Dimensional Pharmacophore Methods in Drug Discovery [J]. J. Med. Chem, 2010, 53 (2): 539 – 558.

[6] TRAXLER P, BOLD G, FREI J, et al. Use of a pharmacophore model for the design of EGF-R tyrosine kinase inhibitors: 4-(Phenylamino) pyrazolo [3, 4 – d] pyrimidines [J]. J. Med. Chem, 1997, 40 (22): 3601 – 3616.

[7] 宋艳宁, 张赫然, 尹东东, 等. 小分子酪氨酸激酶抑制剂在癌症靶向治疗的研究进展 [J]. 中国药学杂志, 2016, 3: 165 – 171.

[8] LYNCH T J, BELL D W, SORDELLA R, et al. Activating mutations in the epidermal growth factor receptor underlying responsiveness of non-small-cell lung cancer to gefitinib [J]. New Engl. J. Med, 2004, 350 (21): 2129 – 2139.

第三章 结构优化

一、实验目的

了解结构优化的基本理论（量子化学优化），并能运用计算机辅助药物设计软件 HyperChem、Gaussian、GaussView 等构建化合物分子结构并优化、准备量化计算输入文件、进行简单的量化计算、输出并理解量化计算结果等。

二、实验要求

(1) 构建化合物并优化结构；
(2) 保证水分子的 C_{2v} 对称性；
(3) 保证 Ge_6 的 O_h 对称性；
(4) 同分异构体的单点能计算；
(5) 静电势表面 ESP（Electrostatic potential surfaces）计算；
(6) 观察分子振动；
(7) 预测红外光谱和拉曼光谱。

三、实验原理

量子化学研究的电子-原子核体系，采用薛定谔方程解的波函数来描述。原则上，薛定谔方程的全部解保证了多电子体系中电子结构与相互作用的全面描述。然而，由于数学处理的复杂性，在实践中，科研人员总希望发展和运用量子力学的近似方法，从而无须进行很繁杂的计算就可以说明复杂原子体系的主要特性，这就必须在原始量子化学方程中引进一些重要的简化，以便得到一定程度的近似解。

量子化学发展到现在，根据为解薛定谔方程而引入近似程度的不同，大致可分为以下几种方法：价键方法、分子轨道方法和密度泛函方法（图 3-1）。

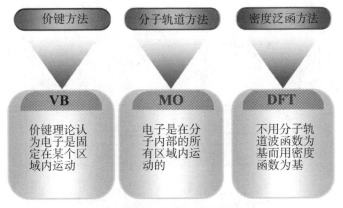

图3-1 量子化学的计算方法

量子化学为研究药物的电子结构提供了一个有效的方法,能计算一系列分子的各种参数,从而找出与药物活性相关的参数,由此推测有关受体的结构、构象及反应性等方面的信息,揭示药物结构和生物活性的关系,也能研究药物和受体的相互作用,为合理的药物设计提供依据。目前常用的量子化学计算软件有 GAUSSIAN、GAMESS、MOLPRO 等。

四、实验内容

1 构建化合物并优化结构

1.1 构建化合物

所要构建的化合物结构如图3-2所示,具体操作步骤如下:

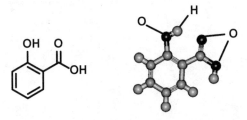

图3-2 化合物结构图(右侧为珠棍模型)

【步骤1】打开 HyperChem 8.0 软件图标 ![beaker], 进入 Build > Default Element …主菜单,确认所选择的是默认 C 原子(图3-3)。

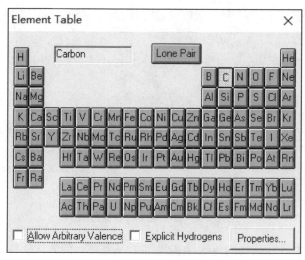

图 3-3 选择默认元素 C

【步骤 2】单击工具栏中的"Draw"按钮⊕，点击鼠标左键 6 次，构建苯环的 6 个碳原子（图 3-4）。随后单击鼠标左键，选中其中一个碳原子并按住拖动到相邻的另一个碳原子再放开，软件自动识别添加化学键连接两个相邻的碳原子。依此步骤依次连接剩余的碳原子成六元环（图 3-5）。

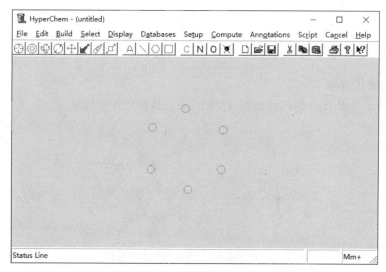

图 3-4 构建苯环的 6 个碳原子

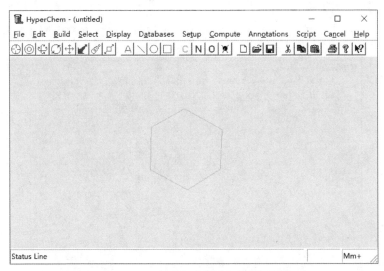

图3-5　为6个碳原子添加化学键

【步骤3】依照步骤2，在相邻碳原子之间单击鼠标左键选中其中一个碳原子并按住拖动到相邻的另一个碳原子再放开，软件自动识别在原先的单键基础上添加单键成双键连接相邻的两个碳原子。或将光标置于两个碳原子之间的单键，并单击，也可将单键转换为双键。效果如图3-6所示。

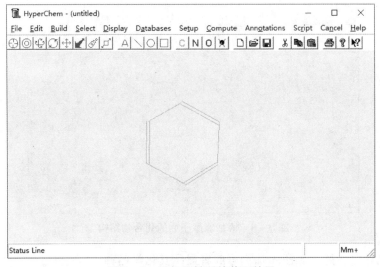

图3-6　添加双键后的苯环效果

【步骤4】采用相同方法，构建苯环上的取代基（酚羟基和羧基），完成化合物结构的初步构建（图3-7）。添加氧原子的方法为：打开 Build > Default Element…主菜单，选择 O 原子；或直接点击工具栏中的氧原子按钮 。

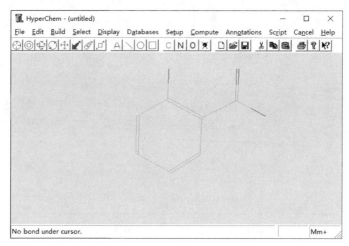

图3-7 为苯环结构添加取代基

【步骤5】打开 Build > Add H & Model Build 主菜单，加氢并构建模型。可观察到软件会自动调整键长，使化合物结构较为合理（图3-8）。

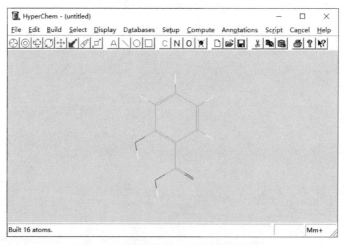

图3-8 添加氢原子后的化合物结构

1.2 为化合物所有原子添加编号或者显示其化学名称

首先全选整个分子。

第一步，单击鼠标选中工具栏上的 Select 选择工具按钮 。

第二步，将选择光标移至化合物任意一个原子上，双击可选中化合物所有原子，选中后化合物所有原子显示绿色（注：若要取消全选，可在软件主窗口任意位置处单击鼠标右键）。

全选中化合物之后，接着就可添加化合物所有原子编号或者显示其化学名称。

打开 Display＞Labels…主菜单，在弹出的 Labels 对话框当中设置，选中"Number"单选框再单击"OK"按钮，即可添加化合物所有原子编号（图 3－9）。

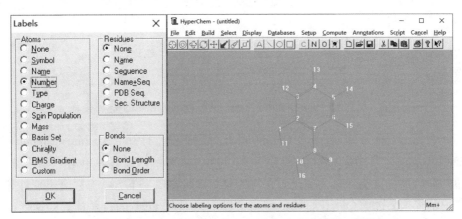

图 3－9　打开 Labels 对话框以添加化合物所有原子编号

同理，打开 Display＞Labels…主菜单，在弹出的 Labels 对话框当中设置，选中"Symbol"单选框再单击"OK"按钮时，可显示化合物所有原子化学名称（图 3－10）。

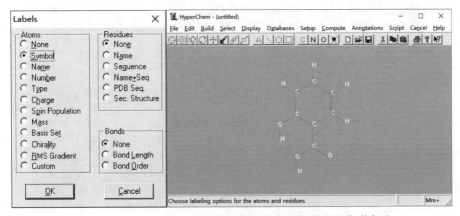

图 3－10　打开 Labels 对话框以显示化合物所有原子化学名称

1.3 优化结构——从头计算优化

选择 Setup > Ab Initio…主菜单,打开"Ab Initio Method"(从头计算方法)对话框,选中单选框"Small (3-21G)",单击"OK"按钮(图3-11)。

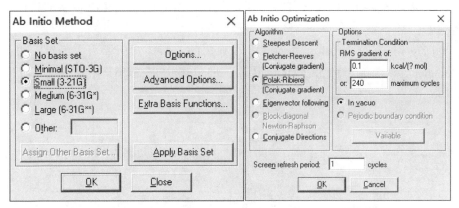

图3-11 Ab Initio Method 及 Ab Initio Optimization 对话框设置

选择 Compute > Geometry Optimization…主菜单,打开"Ab Initio Optimization"(从头计算优化)对话框(图3-11),采用默认设置,单击"OK"按钮,开始进行从头计算,优化化合物构象。此时窗口最下方状态栏会出现计算情况的提示,内容包括化合物的能量 E 值(单位为 kcal/mol)、计算的迭代次数及收敛与否。当状态栏出现"Conv = YES"字样时,表明计算完毕(图3-12)。

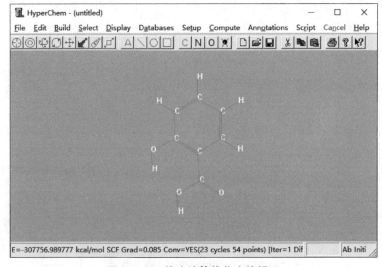

图3-12 从头计算优化完毕提示

打开 Display > Labels…主菜单，在弹出的 Labels 对话框当中设置，选中"Charge"单选框再单击"OK"按钮时，可显示从头计算优化后化合物的原子电荷（图3-13）。

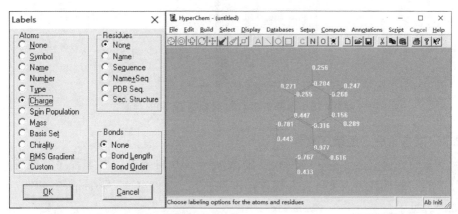

图3-13　打开 Labels 对话框以显示从头计算优化后化合物的原子电荷

1.4　优化结构——分子力学优化

选择 Setup > Molecular Mechanics…主菜单，打开 Molecular Mechanics Force Field（分子力学优化力场）对话框，选中单选框"MM+"，单击"OK"以及"确定"按钮（图3-14）。

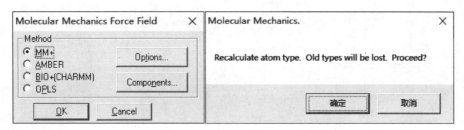

图3-14　分子力学优化力场对话框设置

2　保证水分子的 C_{2V} 点群

由于水分子 H_2O 含有一个 C_2 轴（沿该轴顺时针方向旋转 $2\pi/2$ 的角度后能够与原位置重合）和2个通过该轴的互相垂直的对称面 σ_v，因此水是一个具有 C_{2V} 对称性的分子，需用量子化学计算保证分子的对称性。

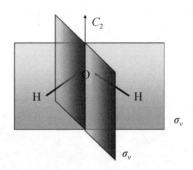

图3-15 水分子 H_2O 的对称轴 C_2 和对称面 σ_v

2.1 准备水分子的输入文件

提前创建空文件夹 c：/opt，运用 Windows 10 自带的记事本程序，准备水分子的高斯计算输入文件，并保存在该目录下，文件名为"example2.gjf"，详细内容见下：

```
                              % mem = 128mb
% nproc = 2
# opt B3LYP/6 - 31G

test H2O

0 1
O    0.000061     0.554245     0.000
H   - 0.783813   - 0.000031    0.000
H    0.783798     0.000031    0.000
```

其中 opt 表示计算类型为计算几何优化构象，B3LYP 表示计算方法采用密度泛函方法，6-31G 是计算所采用的体系内轨道的数学描述——基组，0 表示分子电荷，1 表示自旋多重度，下面三行是笛卡尔直角坐标表示。

2.2 进行高斯计算

点击桌面的高斯软件快捷方式 ，启动高斯计算软件，并设置默认工作文件夹。打开菜单 File > Preferences，设置 C:\opt 文件夹作为我们的默认输入输出文件夹（图3-16）。

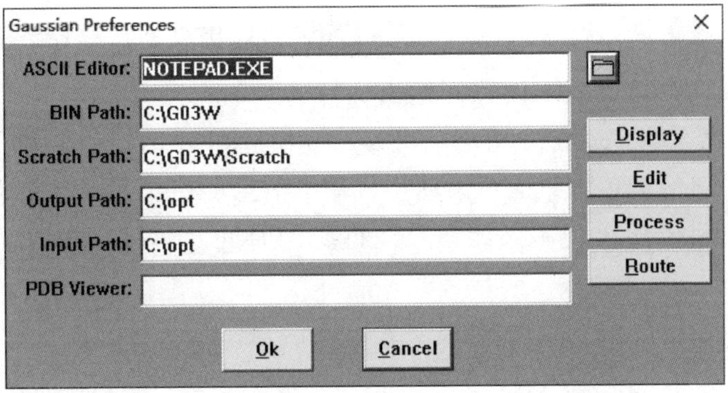

图 3-16 设置高斯软件默认输入输出文件夹

选择 File > Open … 主菜单，加载水分子的高斯计算输入文件 "example2.gjf"，文件各项参数自动识别加载在弹出的 Existing File Job Edit 对话框当中，对话框各部分含义如下（图 3-17）：% Section 部分第一行的 % mem = 128mb 为设置运行内存大小，第二行 % nproc = 2 为设置运行 CPU 数量；Route Section 部分为运算类型和所采用的基组与方法；Title Section 部分为任务名称（可自定）；Charge，Multipl. 一行为分子的电荷与自旋多重度；最下方的 Molecule Specification 框含有分子所有原子的类型与空间坐标。

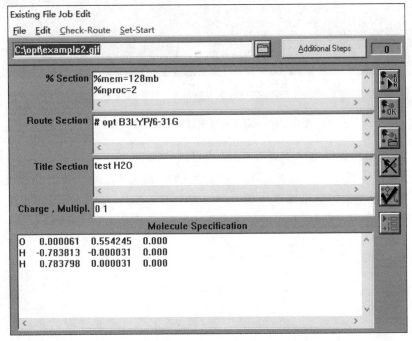

图 3-17 水分子 C_{2V} 对称性的高斯计算输入

鼠标左键单击运行/执行任务按钮 ，将弹出高斯计算任务输出文件名称以及路径保存对话框，设置好输出文件名"example2.out"以及保存路径（默认输出文件夹）之后，单击"OK"按钮即可开始执行高斯计算任务。此时，主窗口的蓝色背景区将滚动生成输出信息。在任务运行完毕时，窗口的最后几行将依次出现一条谚语、运行所用时间及运行完毕时间点等信息（图3-18）。

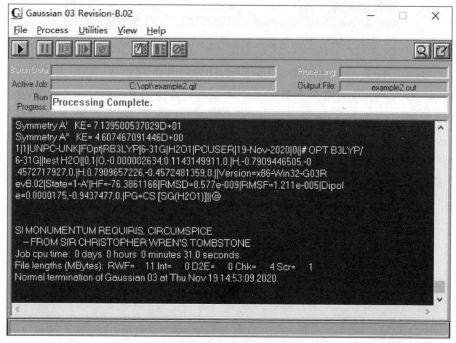

图3-18　运算执行完成的界面提示信息

2.3　修改坐标保证水分子保持 C_{2v} 的点群对称性

用记事本程序打开高斯计算结果输出文件 example2.out，搜索"Full point group"并跳至最后一个搜索结果，可以在 Full point group 这一项看到量子化学计算的点群为 C_S，这与对水分子对称性的预计并不相符。计算结果如下：

Input orientation：

Center Number	Atomic Number	Atomic Type	Coordinates (Angstroms)		
			X	Y	Z
1	8	0	0.000007	0.565798	0.000000
2	1	0	-0.790935	-0.005788	0.000000
3	1	0	0.790975	-0.005765	0.000000

Distance matrix (angstroms)：

		1	2	3
1	O	0.000000		
2	H	0.975859	0.000000	
3	H	0.975866	1.581910	0.000000

Stoichiometry	H2O	
Framework group	CS [SG (H2O)]	
Deg. of freedom	3	
Full point group	CS	NOp 2
Largest Abelian subgroup	CS	NOp 2
Largest concise Abelian subgroup	C1	NOp 1

观察笛卡尔直角坐标，发现问题出在坐标上。需要修改文件当中的坐标（修改 example2.gjf 文件，或在高斯软件主窗口界面直接修改），使水分子坐标具备 C_{2V} 对称性（图3-19、图3-20）。

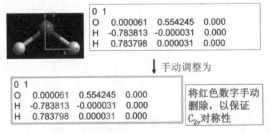

图3-19 手动修改坐标文件使水分子具备 C_{2V} 点群对称性

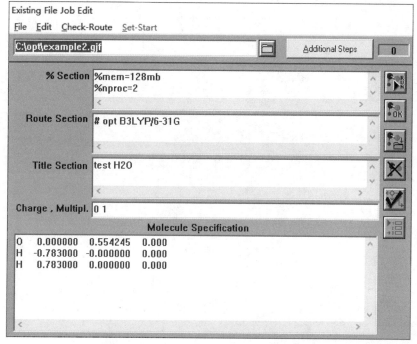

图 3-20　修改后的水分子坐标输入文件

修改坐标后重新运行计算得到点群将为 C_{2v}。在此保证水分子坐标为正确的 C_{2v} 点群对称性基础上，进行密度泛函方法量子化学计算得到的最优化构象才是正确的水分子几何优化构象。修改后的点群计算结果如下：

Input orientation：

Center Number	Atomic Number	Atomic Type	Coordinates (Angstroms)		
			X	Y	Z
1	8	0	0.000000	0.565726	0.000000
2	1	0	-0.791012	-0.005741	0.000000
3	1	0	0.791012	-0.005741	0.000000

Distance matrix (angstroms)：

　　　　　1　　　　2　　　　3

```
1   O    0.000000
2   H    0.975845    0.000000
3   H    0.975845    1.582024    0.000000
Stoichiometry          H2O
Framework group        C2V [C2 (O), SGV (H2)]
Deg. of freedom        2
Full point group              C2V    NOp  4
Largest Abelian subgroup      C2V    NOp  4
Largest concise Abelian subgroup   C2    NOp  2
```

3 保证 Ge_6 的 O_h 对称性计算

属于 O_h 点群对称性的分子，结构上呈正八面体或正方体，对称性与之完全相同。锗是一个具有 O_h 点群对称性的分子，需用量子化学计算保证分子的对称性（图 3-21）。

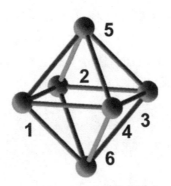

图 3-21 Ge_6 分子结构示意

3.1 准备 Ge_6 的高斯计算输入文件

锗分子的高斯计算输入文件见"example3.gjf"文件，其各部分含义参见上一节水分子高斯计算输入文件部分详细内容见下：

```
% mem = 1000mb
% nproc = 2
#B3LYP/6-31G

test Ge_6

0 1
Ge      -0.000443   -1.725113    0.000031
Ge       0.000000   -0.000031    1.725479
Ge       1.725113    0.000015    0.000000
Ge      -0.000015    0.000061   -1.725433
Ge      -1.725113   -0.000015    0.000000
Ge       0.000397    1.725082    0.000015
```

3.2 进行高斯计算

选择 File > Open … 主菜单，加载锗分子的高斯计算输入文件"example3.gjf"，文件各项参数自动识别加载在弹出的"Existing File Job Edit"对话框当中。鼠标左键单击运行/执行任务按钮 ，将弹出高斯计算任务输出文件名称以及路径保存对话框，设置好输出文件名"example3.out"以及保存路径（默认输出文件夹）之后，单击"OK"按钮即可开始执行高斯计算任务。由于分子所含的原子数增加，锗分子的运算时间将明显长于水分子（运行内存可适当调大）。结果如下：

			Input orientation：		
Center	Atomic	Atomic	Coordinates（Angstroms）		
Number	Number	Type	X	Y	Z
1	32	0	-0.023441	-1.904485	0.022927
2	32	0	0.022978	-0.022963	1.906470
3	32	0	1.904632	0.022977	0.022973
4	32	0	-0.022991	0.022972	-1.906437
5	32	0	-1.904651	-0.022984	-0.022954
6	32	0	0.023413	1.904483	-0.022887
Distance matrix (angstroms)：					
	1	2	3	4	5

```
1  Ge   0.000000
2  Ge   2.662709   0.000000
3  Ge   2.726276   2.662761   0.000000
4  Ge   2.727185   3.813462   2.727335   0.000000
5  Ge   2.661034   2.727349   3.809838   2.662755   0.000000
6  Ge   3.809532   2.727172   2.661044   2.662705   2.726272
                       6
6  Ge   0.000000
Stoichiometry        Ge6
Framework group  C1  [X（Ge6）]
Deg. of freedom   12
Full point group                C1      NOp   1
Largest Abelian subgroup        C1      NOp   1
Largest concise Abelian subgroup C1     NOp   1
```

3.3 修改坐标保证锗分子保持 O_h 的点群对称性

在任务运行完毕后，打开高斯计算结果输出文件，可以在"Full point group"这一项看到量子化学计算的点群为 C_1，这与对锗分子对称性的预计并不相符。

仔细观察笛卡尔直角坐标上，发现问题出在坐标上。需要修改文件当中的坐标，使锗分子具备 O_h 点群对称性。

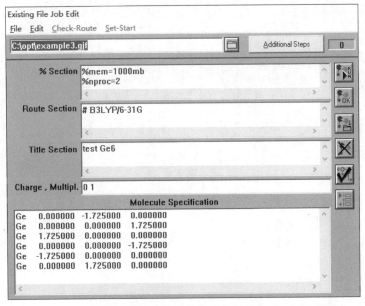

图 3-22　手动修改坐标文件使锗分子坐标具备 O_h 点群对称性

修改坐标后重新运行高斯量化计算得到点群为 O_h：

Input orientation：

Center Number	Atomic Number	Atomic Type	Coordinates (Angstroms)		
			X	Y	Z
1	32	0	0.000000	-1.725000	0.000000
2	32	0	0.000000	0.000000	1.725000
3	32	0	1.725000	0.000000	0.000000
4	32	0	0.000000	0.000000	-1.725000
5	32	0	-1.725000	0.000000	0.000000
6	32	0	0.000000	1.725000	0.000000

Distance matrix (angstroms):

		1	2	3	4	5
1	Ge	0.000000				
2	Ge	2.439518	0.000000			
3	Ge	2.439518	2.439518	0.000000		
4	Ge	2.439518	3.450000	2.439518	0.000000	
5	Ge	2.439518	2.439518	3.450000	2.439518	0.000000
6	Ge	3.450000	2.439518	2.439518	2.439518	2.439518

		6
6	Ge	0.000000

Stoichiometry Ge_6
Framework group   OH [3C4 (Ge.Ge)]
Deg. of freedom   1
Full point group   OH   NOp   48
Largest Abelian subgroup   D2H   NOp   8
Largest concise Abelian subgroup   D2H   NOp   8

4 同分异构体的单点能计算

4.1 CHFCl－CHFCl 分子的同分异构体

化合物 CHFCl－CHFCl 是一个具有（R, R）、（S, S）和 meso 三种同分异构体的分子，化合物的最稳定最优构象往往是能量最低构象。通过量化计算可判断化合物 CHFCl－CHFCl 分子能比较稳定存在的是何种构型。

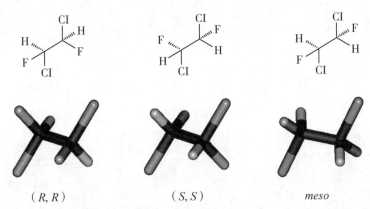

图 3-23　化合物 CHFCl－CHFCl 的 (R, R)、(S, S) 和 meso 三种同分异构体（第二行为棍棒模型）

4.2 准备高斯计算输入文件

化合物 CHFCl－CHFCl 三种同分异构体的立体结构及坐标文件可通过 GaussView5.0 软件进行绘制和构建。以（R, R）型同分异构体为例介绍操作。首先双击 GaussView5.0 图标，进入 GaussView5.0 软件的主界面，该界面共包含两个窗口，上方的窗口主要包含菜单栏、工具栏以及模板结构显示窗，下方的空白窗口为主显示窗（图 3-24）。

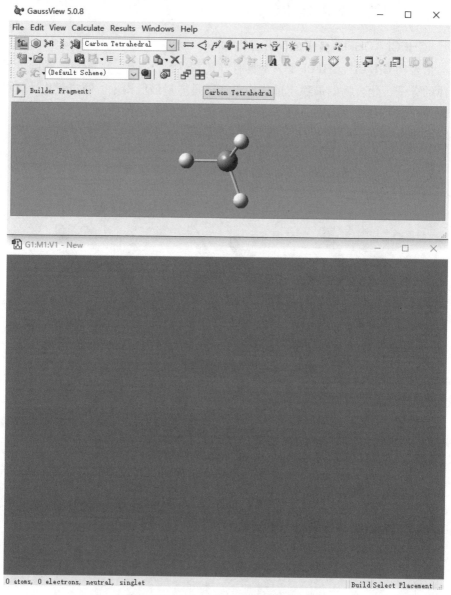

图 3-24　GaussView5.0 软件主界面

选中工具栏中的 R-group Fragment 工具按钮 ⇒R，点击 Builder Fragment 行右侧的"ethyl"按钮，在弹出的 R-Group Fragments 窗口中，选择第一个片段（乙基片段），可见模板结构显示窗出现乙烷结构（图 3-25）。随后，在主显示窗中空白处点击鼠标左键，即可将乙烷分子导入。

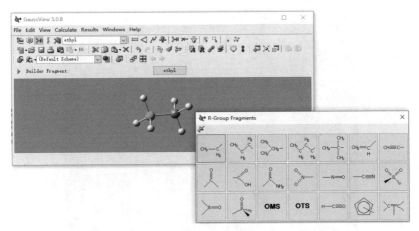

图 3-25 选择乙基片段

接下来，选中工具栏中的 Element Fragment 工具按钮 ，点击 Builder Fragment 行右侧的"Carbon Tetrahedral"（默认）按钮，在弹出的 Element Fragments 窗口中，选择氟元素（F）（图 3-26）。随后，在主显示窗中点击分子中的氢原子，即可将氢原子取代为氟原子。采用同样的方法，将氯原子引入分子中，获得 CHFCl–CHFCl 分子构型（图 3-27）。

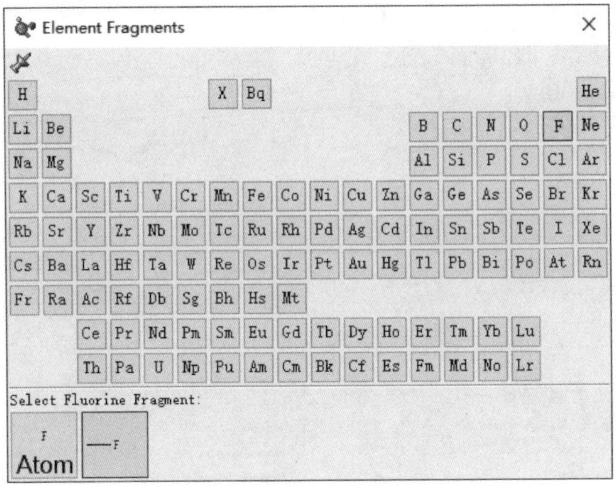

图 3-26 选择氟元素

最后，点击菜单栏 Calculate > Gaussian Calculation Setup…，在弹出的 Gaussian Calculation Setup 窗口中，通过切换 Job Type、Method、Title、Link 0、General 等 5 个不同的标签页，进行参数设置，以生成 Gaussian03W 输入文件。详细的参数设置见图 3-28。

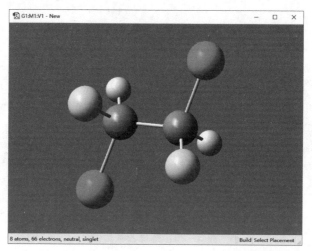

图 3-27　CHFCl–CHFCl 分子的 (R, R) 同分异构体构建

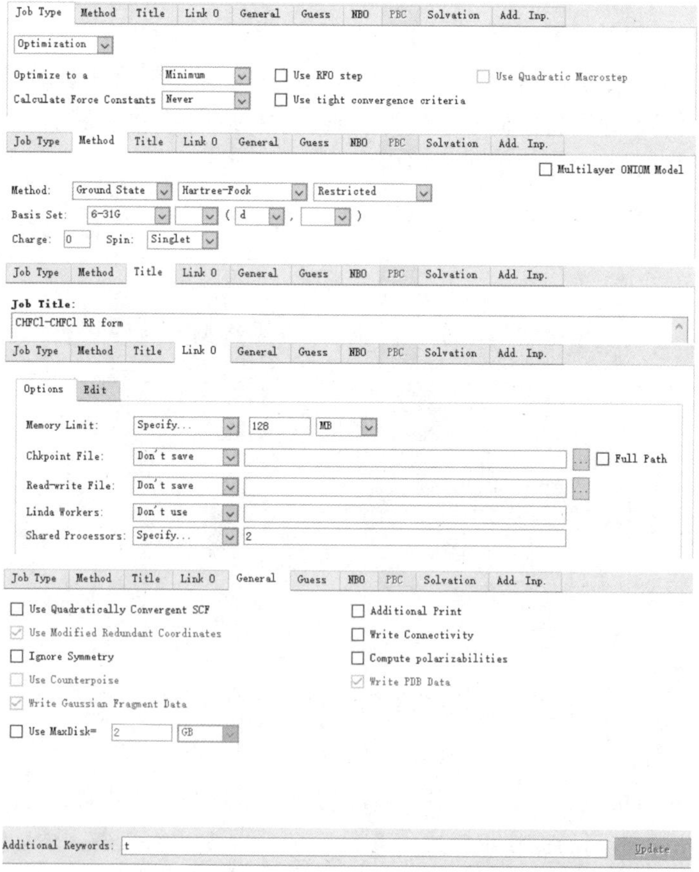

图 3-28　Gaussian Calculation Setup 窗口中的参数设置

在设置完毕后，点击最下一排按钮中的 Edit…，弹出的对话框点击"Save"，将文件命名为"example4a.gjf"，并保存于 C：/opt 目录下（图3-29）。采用同样的方法构建 CHFCl-CHFCl 另外两种同分异构体（S，S）和 meso 的输入文件 example4b.gjf 和 example4c.gjf。

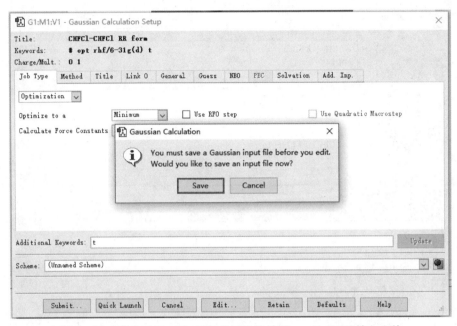

图3-29　保存（R，R）型同分异构体的 Gaussian03W 输入文件

化合物结构也可通过 ChemBioOffice 组件中的 ChemBioDraw 程序进行绘制，先构建好化合物的平面结构，随后保存为 MDL Molfile V3000（*.mol）格式，此时将自动生成立体结构。通过记事本打开该文件，可获得每个原子的坐标信息。

本章需要的输入文件还可以从网络下载获得。百度网盘下载链接为 https://pan.baidu.com/s/10usTNvPsyqQf_QEWT1pypQ，提取码为 dheu。CHFCl-CHFCl 化合物的三种同分异构体高斯计算输入文件详见分别对应（R，R）、（S，S）和 meso 三种同分异构体形式的"example4a.gjf""example4b.gjf"和"example4c.gjf"文件。

4.3　进行高斯计算

启动高斯计算软件，选择 File＞Open…主菜单加载水分子的高斯计算输入文件"example4a.gjf"，文件各项参数自动识别加载在弹出的"Existing File Job Edit"对话框当中，单击"OK"按钮即可开始执行高斯计算任务（图3-

30)。"example4b. gjf" 和 "example4c. gjf" 文件的高斯计算过程同理。这里分别获得 example4a. out、example4b. out 以及 example4c. out 文件。

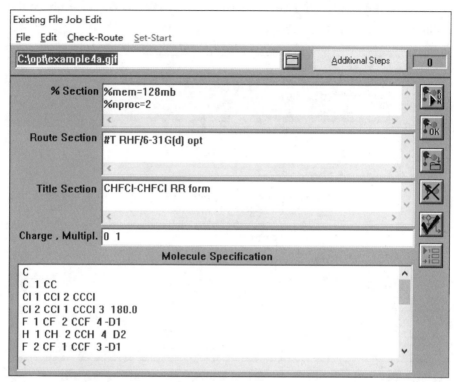

图 3-30 化合物 CHFCl-CHFCl 的同分异构体（R, R）形式高斯计算对话框设置

4.4 分析高斯计算结果

分析 example4a. out、example4b. out、example4c. out 文件，分别观察结果是否收敛。以 example4a. out 文件为例，方法为记事本打开该文件，搜索"converged?"，观察最后一个"converged?"列是否均为"YES"，如下所示：

Item	Value	Threshold	Converged?
Maximum Force	0.000031	0.000450	YES
RMS Force	0.000019	0.000300	YES
Maximum Displacement	0.000564	0.001800	YES
RMS Displacement	0.000212	0.001200	YES

Optimization completed.
　　—Stationary point found.

在收敛后，观察文件程序结束结尾部分得到各个同分异构体的单点计算能量结果（HF 值，单位为 a. u.）、偶极矩（dipole moment，单位为 debye）等信息。同样以 example4a. out 文件为例，计算结果如下所示：

```
Electronic spatial extent (au):    <R**2> =   892.2444
Charge =     0.0000 electrons
Dipole moment (field – independent basis, Debye):
    X =   0.0000   Y =   0.0000   Z =  - 2.5561   Tot =   2.5561
Atom  4 needs constant  BE = 180.0000000000 but is  174.9129131885
Input z – matrix variables are not compatible with final structure.
1|1|UNPC-UNK|FOpt|RHF|6 – 31G (d)|C2H2Cl2F2|PCUSER|19 – Nov – 2020|0|#T RHF/
6 – 31G (D) OPT‖CHFCl – CHFCl RR form‖0, 1|C, - 0.005905372, 0.2412631699, - 0.
7594770719|C, 0.005905372, 0.2412631699, 0.7594770719|Cl, 1.6564441602, 0.3
153173994, - 1.3701264161|Cl, - 1.6564441602, 0.3153173994, 1.3701264161|F, -
0.586259926, - 0.8783041259, - 1.2010622489|H, - 0.5320336659, 1.0967623236, -
1.1444206599|F, 0.586259926, - 0.8783041259, 1.2010622489|H, 0.5320336659, 1
.0967623236, 1.1444206599‖Version = x86 – Win32 – G03RevB.02|State = 1 – A|HF = - 1
194.7179097|RMSD = 8.138e – 009|RMSF = 2.402e-005|Dipole = 0., 1.0056442, 0.|PG =
C02 [X (C2H2Cl2F2)]‖@
```

化合物的三种构象，能量越低构象越稳定，最稳定结构能量为 - 1194.7203 a. u.，此时偶极矩为零，由此判断 meso 为三种同分异构体中的优势构型（表 2 – 1）。

表 2 – 1 化合物 CHFCl – CHFCl 三种同分异构体的计算结果

同分异构体	单点能/a. u.	偶极矩/debye
(R, R)	- 1194.7179097	2.5561
(S, S)	- 1194.7179097	2.5561
meso	- 1194.7202987	0.0000

4.5　内坐标和直角坐标的转化
4.5.1　计算输入文件准备

以乙烯分子 C_2H_4 为例，通过记事本编辑以下内容，并保存为 Gaussian 输入文件“example5. gjf”，如下所示：

```
# HF/STO - 3G OPT

C2H4 opt, D2h

0 1
C
C 1 r1
H 1 r2 2 a1
H 1 r2 2 a1 3 180.0
H 2 r2 1 a1 3 0.0
H 2 r2 1 a1 4 0.0

r1 = 1.32
r2 = 1.09
a1 = 120.0
```

4.5.2　内坐标转化为直角坐标

我们发现上述输入文件中含有的坐标信息，是乙烯化合物 C_2H_4 的分子内坐标形式，可以将其转换成为笛卡尔直角坐标文件。

启动 GaussView5.0 软件，点击主菜单 File > Open…，将相应路径下的“example5. gjf”文件加载进来，再点击主菜单 Edit > Atom List… 选项，即可调出“Atom List Editor”菜单窗口，通过点击工具栏中的 和 按钮，即可显示当前分子的内坐标、笛卡尔直角坐标等（图 3 - 31）。

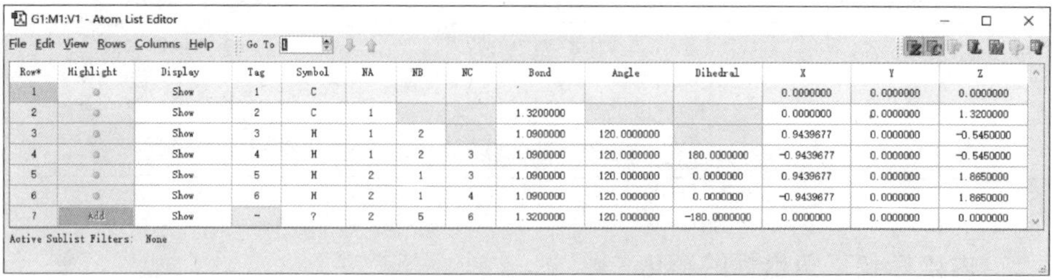

Row#	Highlight	Display	Tag	Symbol	NA	NB	NC	Bond	Angle	Dihedral	X	Y	Z
1		Show	1	C							0.0000000	0.0000000	0.0000000
2		Show	2	C	1			1.3200000			0.0000000	0.0000000	1.3200000
3		Show	3	H	1	2		1.0900000	120.0000000		0.9439677	0.0000000	−0.5450000
4		Show	4	H	1	2	3	1.0900000	120.0000000	180.0000000	−0.9439677	0.0000000	−0.5450000
5		Show	5	H	2	1	3	1.0900000	120.0000000	0.0000000	0.9439677	0.0000000	1.8650000
6		Show	6	H	2	1	4	1.0900000	120.0000000	0.0000000	−0.9439677	0.0000000	1.8650000
7	Add	Show	−	?	2	5	6	1.3200000	120.0000000	−180.0000000	0.0000000	0.0000000	0.0000000

图 3 - 31　乙烯分子 C_2H_4 的多种坐标形式

5 静电势表面 ESP（Electrostatic potential surfaces）计算

5.1 计算输入文件准备

使用 GaussView5.0 构建 2,4,6-三氨基嘧啶的化学结构，并生成 Gaussian 输入文件"example7.gjf"，结果如下所示：

```
%nproc=2
%mem=512mb
%chk=example7.chk
# opt hf/6-31g (d)

test pyrimidine-2,4,6-triamine

0 1
C         1.19673933     -0.67981853      0.00723184
N         1.21347945      0.68972839     -0.02730705
C         0.00259237      1.33315186     -0.03707030
N        -1.21041932      0.69404444     -0.02718863
C        -1.19988307     -0.67474841      0.00731103
C        -0.00328609     -1.40879290      0.04504525
N         2.45505400     -1.30901696     -0.09312369
N         0.00588358      2.73658171      0.05241605
N        -2.45992463     -1.29951167     -0.09296608
H        -0.00533181     -2.50312547      0.08068209
H         2.47241597     -2.20068651      0.34808021
H         3.22963924     -0.73993784      0.16215639
H         0.83564792      3.17736586      0.04128010
H        -0.82312833      3.18155923      0.04140183
H        -3.23264592     -0.72592974      0.16130135
H        -2.48208388     -2.19077907      0.34717687
```

使用 Gaussian03W 完成计算，以获得 2,4,6-三氨基嘧啶的输出文件"example7.out"（位于默认输出文件夹）和检查点文件"example7.chk"（位于 Gaussian03W 软件安装目录的 Scratch 文件夹）。

通过这一步得到的检查点文件"example7.chk"不能直接被用于静电势计

算,需做一步格式转换。点击 Gaussian03W 菜单栏 Utilities > FormChk,选择"example7. chk"文件,将其转换为"example7. fch"文件(图 3 - 32)。

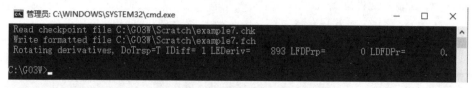

图 3 - 32　检查点文件的格式转换

5.2　化合物 2,4,6 - 三氨基嘧啶的静电势计算

启动 GaussView5.0 软件,点击主菜单 File > Open…,弹出 Open Files 对话框,在打开的文件类型选项下单击鼠标左键点开下拉菜单选择"Gaussian Formatted Checkpoint Files (∗. fch ∗)"项,然后识别选择相应路径下的"example7. fch"文件加载进软件工作窗口界面当中。点击菜单栏 Results > Surfaces/Contours…,弹出"Surfaces and Contours"对话框(图 3 - 33)。单击鼠标左键点开 Cube Actions 下拉菜单,并选中"New Cube"项,此时弹出"Generate Cubes"对话框,点开"Type"选项下拉菜单,选取并设置为"Total Density",单击"OK"按钮,程序运行一段时间,不久给出计算结果,如图 3 - 34 所示。

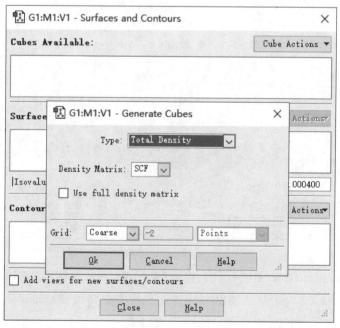

图 3 - 33　Surfaces and Contours 和 Generate Cubes 对话框

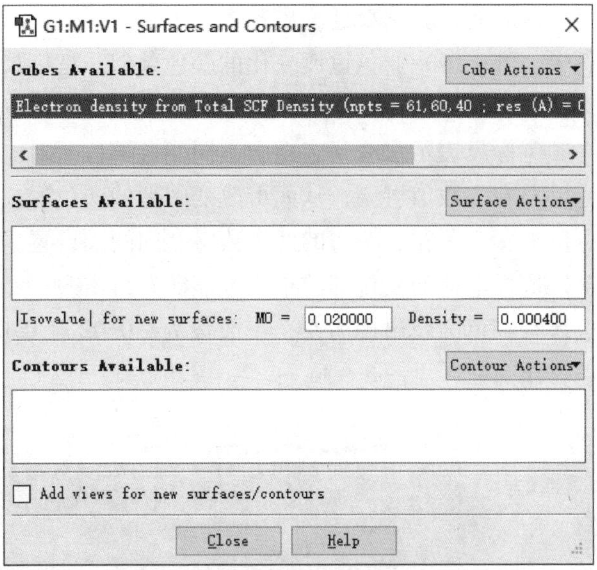

图 3-34　Generate Cubes 对话框

单击鼠标左键点开"Surface Actions"下拉菜单并选中"New Mapped Surface"项，此时弹出"Surface Mapping"对话框（图 3-35），"Type"选项下拉菜单选择"ESP"，设置好后单击"OK"按钮，计算时间视计算体系的大小不同而长短不一。

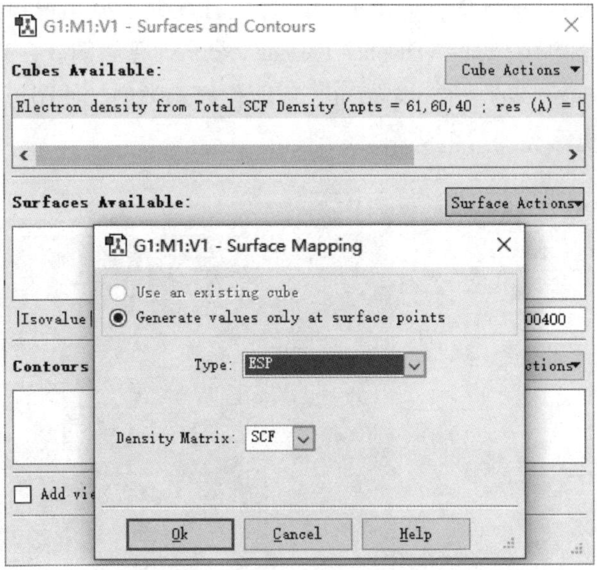

图 3-35　Surface Mapping 对话框

在程序运行一段时间计算结束后，出现如图 3-36 左边所示的初始静电势图结果。在图例中，红—绿—蓝色过渡变化的颜色条似一把标尺一样，红色表示负电荷区域，蓝色表示正电荷区域，只是颜色不鲜艳分明、对比度不够高，区分不易。水平颜色标尺表示水分子表面上不同颜色部位所对应的静电势的定性大小，颜色标尺左右的数值可调，从而可改变图形的颜色形式。

为此，应尽量把颜色条左右两边的两个数字之间间隔设置小一些，使得颜色对比出众鲜明，这样电荷的变化即使很小也能够看得出来。经多次尝试调整设置数字到静电势有红色区域出现为止，一般设为 -0.02 至 0.02 区间时效果最佳，红蓝颜色对比明显，见图 3-36 右。

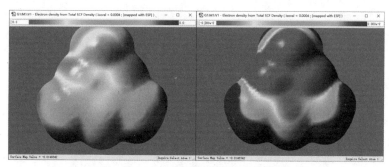

图 3-36 化合物的静电势图结果（不同刻度标尺）

5.3 优化最终显示效果

点击菜单栏 View > Display Format…，或者在分子显示窗口的空白处点击右键，弹出的菜单中选取"Display Format…"，出现如图 3-37 所示的对话框。选取"Surface"的"Transparent"透明化显示类型，使图形以透明形式显示，可以得到更漂亮的静电势图。

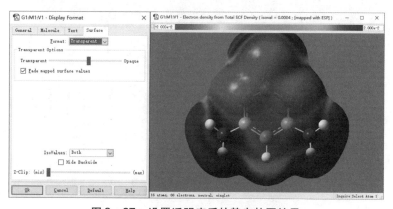

图 3-37 设置透明度后的静电势图结果

5.4 静电势计算结果分析

由上面的静电势图可以表明：此嘧啶类化合物 N 原子周围的静电势为负值——即带正电荷的微粒与其有较强的相互作用，容易与之靠近；相反，带负电荷的微粒则容易与 H 靠拢。据此，可对分子反应部位、分子间相互作用和分子识别做出初步判断。

6 观察分子振动

本小节实验将以水分子为例，研究水分子 H_2O 的分子振动。将 example2.gjf 文件稍做改动，添加"freq（raman）"关键词，如下所示：

```
% mem = 512mb
% nproc = 2
# opt freq（raman）B3LYP/6 - 31G

test H2O

0 1
O        0.000000    0.554245    0.000
H       -0.783000    0.000000    0.000
H        0.783000    0.000000    0.000
```

使用 Gaussian 完成计算后得到高斯输出文件"example8.out"。在 GaussView5.0 中打开"example8.out"文件，在菜单栏点击 Results > Vibrations…，出现"Display Vibrations"对话框（图3-38）。点击列表中的第一行，然后点击"Start Animation"按钮，即可观察到分子显示窗口中水分子的振动动画，包括伸缩振动和弯曲振动。

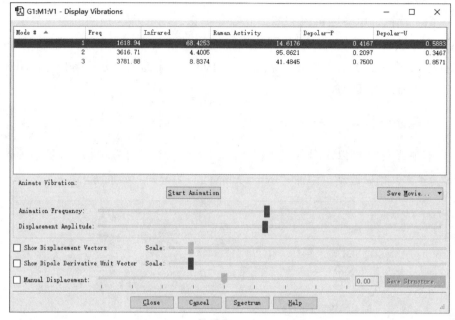

图 3-38　Display Vibrations 对话框

7　预测红外光谱和拉曼光谱

7.1　计算输入文件准备

打开上一小节使用 Gaussian 完成计算后得到的高斯输出文件 "example8.out"，此文件将作为预测红外光谱和拉曼光谱的输入文件。

7.2　红外光谱和拉曼光谱预测计算

选择 "example8.out" 文件，加载进 Gaussview 软件当中。

在菜单栏中点击 Results > Vibrations…，弹出 "Display Vibrations" 对话框（图 3-38），单击最下一行的 "Spectrum" 按钮，程序运行一段时间，计算时间视计算体系的大小不同而长短不一，不久给出光谱预测计算结果，第一个 "IR Spectrum" 为红外光谱预测图谱，第二个 "Raman Activity Spectrum" 为拉曼光谱预测图谱（图 3-39）。

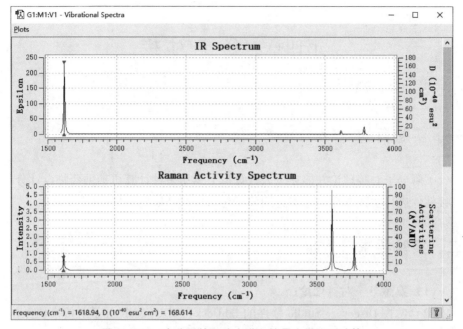

图3-39　水分子的红外光谱和拉曼光谱预测计算

第四章 分子对接

一、实验目的

了解分子对接理论并能在个人计算机上运用多种计算机辅助药物设计分子对接软件进行实践操作，正确运用分子对接方法开展科学研究。

二、实验要求

(1) 熟悉分子对接理论；
(2) 掌握 Discovery Studio 软件的 LibDock、CDOCKER 分子对接模块操作；
(3) 熟悉 Sybyl 软件的 Surflex-Dock 分子对接模块操作；
(4) 了解 MOE 软件的 Dock 分子对接模块操作；
(5) 熟悉各种对接方法用于评价结果好坏的标准（相应的打分函数）；
(6) 学会选用合适的对接方法展开课题研究。

三、实验原理

如果将生物大分子比作一把"锁"，那么与其相互作用的小分子可以看作是一把"钥匙"。不同的"锁"的"锁孔"不相同，只有那些符合"锁孔"形状的"钥匙"才能匹配该把"锁"。这种相互作用模型称为"锁－钥模型"，其中"锁孔"即为生物大分子与小分子发生相互作用的空间位置，可称为活性位点或者结合位点[1]。另一种常用的相互作用模型为"诱导－契合模型"，该模型适用于生物大分子活性位点具有多种构象的情况。在生物大分子未结合小分子时，活性位点以一种非激活状态的构象存在；当小分子逐渐接近并与大分子并形成相互作用时，大分子的活性位点发生构象变化，以利于小分子的结合[1-2]（图 4 – 1）。

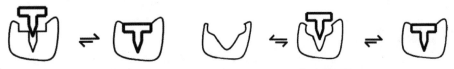

图 4-1 "锁-钥模型"和"诱导-契合模型"

分子对接（molecular docking）是获得小分子（或蛋白质等）与生物大分子（蛋白质、酶、DNA 等）相互作用模式的一种预测方法。对于"锁-钥模型"，在给定生物大分子结构（构象）的情况下，分子对接主要通过对小分子进行一系列的构象生成，然后将这些构象置于大分子活性位点进行匹配，以发现和获得匹配模式较好的小分子构象，并进行输出。对于"诱导-契合模型"，则额外考虑了生物大分子的构象自由度。通常情况下，匹配的要素包括但不限于空间特征（几何）、化学环境和能量[2-4]。

用于分子对接的专业软件较多。第一个分子对接程序是 UCSF Kuntz 小组于 1982 年开发的 DOCK，早期的版本以刚性对接为主，从 4.0 版开始考虑配体的柔性。像这样的半柔性（刚性受体-柔性配体）对接程序还有 AutoDock、FlexX 等。同时考虑配体和受体柔性的对接程序主要有 FlexiDock，它采用遗传算法来对配体和受体的结合构象进行优化。在初始条件较好的情况下，FlexiDock 可以比较精确地确定配体和受体的结合状态，但计算时间较长。表 4-1 为一些代表性的分子对接软件[4-8]。

本章实验将采用 BIOVIA Discovery Studio 软件的 LibDock 和 CDOCKER 分子对接模块、Tripos Sybyl 软件的 Surflex-Dock 分子对接模块、Molecule Operating Environment 软件的 Dock 分子对接方法开展分子对接计算研究。

表 4-1 常见分子对接软件

软　件	网　址
AutoDock	http：//autodock. scripps. edu
AutoDock Vina	http：//vina. scripps. edu
LeDock	http：//lephar. com
rDock	http：//rdock. sourceforge. net
UCSF DOCK	http：//dock. compbio. ucsf. edu
DS CDOCKER	https：//www. 3ds. com
Glide	http：//www. schrodinger. com
GOLD	http：//www. ccde. cam. ac. uk
MOE Dock	http：//www. chemcomp. com
Surflex-Dock	http：//www. tripos. com

四、实验内容

1 LibDock 对接方法及蛋白–配体相互作用的打分评价

本小节将介绍如何设置、运行 LibDock[6] 分子对接流程,并开展打分评价分析。

嘧啶类核苷酸在体内有两种合成方式,一为从头合成(通过天冬氨酸等原料单元),二为补救合成(通过尿嘧啶、胸腺嘧啶等原料单元)。胸苷激酶(thymidine kinase)是一种磷酸化酶,通过将脱氧胸苷磷酸化为脱氧胸苷一磷酸,进而参与 DNA 的合成途径。该磷酸化方式是脱氧胸苷参与 DNA 合成的唯一途径,因此胸苷激酶是一种嘧啶补救途径酶。胸苷激酶在细胞增殖等过程中发挥重要作用,同时也是一种肿瘤标志物[9]。

阿昔洛韦是疱疹病毒的常用治疗药物,分子呈核苷类结构,能够识别并结合疱疹病毒的胸苷激酶。运用分子对接的方法,可预测该类抗疱疹病毒药物与胸苷激酶的结合方式,并指导新型抗疱疹病毒药物的设计。

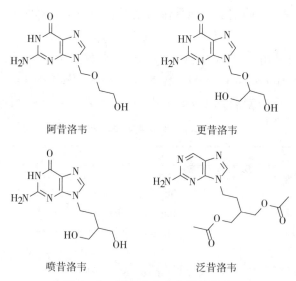

阿昔洛韦　　　　　　更昔洛韦

喷昔洛韦　　　　　　泛昔洛韦

图 4-2　抗疱疹病毒药物结构式

1.1　受体蛋白结构的下载、载入和预处理

在开始工作前,依据个人习惯或喜好在硬盘上建立文件夹,如 C:\Working。

启动 BIOVIA Discovery Studio 软件，在菜单栏点击 View > Explores，依次勾选 Files、Tools、Protocols 三个选项，以打开 Files、Tools、Protocols 三个工具面板（将在主界面的左侧显示）。切换至 Files 工具面板，定位到前面建立的文件夹 C:\Working，点击鼠标右键，然后从右键菜单中选择"Set as Default"，设置该文件夹为缺省工作文件夹（图 4-3）。当进行运算流程（Protocol）时，流程相关的输入和输出文件都会保存在该文件夹下。

在蛋白质结构数据库（PDB）的官方网站（https://www.rcsb.org）下载晶体结构代码为 1KIM 的 PDB 格式文件"1kim.pdb"，并保存在 C:\Working 目录下。该结构为人类疱疹病毒（HSV）胸苷激酶与阿昔洛韦类似物的共结晶晶体结构，可用于阿昔洛韦及其他相关药物的分子对接。

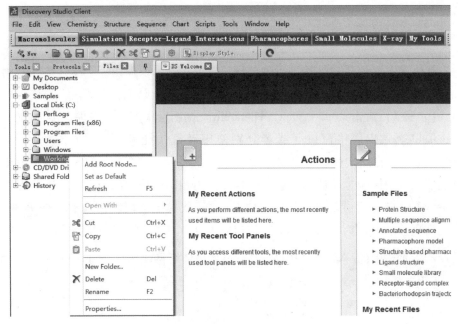

图 4-3 设置默认工作目录

从菜单栏中选择 File>Open…，打开"Open"对话框，切换至C:\Working文件夹，打开已下载的1kim.pdb文件。蛋白结构将在屏幕中央的图形窗口中以条带状显示。点击工具栏中的"Display Style…"按钮（或者使用键盘快捷键组合 Ctrl+D），打开"Display Style"对话框，在 Atom 标签页将原子的显示方式设置为"Line"，点击"OK"按钮，图形窗口将同时显示出蛋白结构的键线模式（图 4-4）。

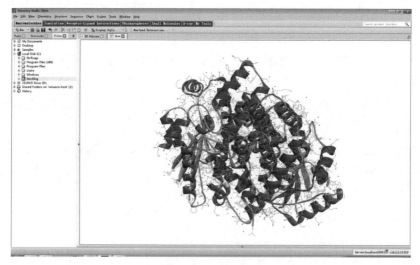

图4-4 图形窗口

接下来，对该蛋白结构进行预处理，主要包括：仅保留一个单体单元；删除所有的结晶水；删除无关配体分子；为蛋白添加氢原子、力场。

【步骤1】点击菜单栏 View > Hierarchy，调出层次窗口，同理点击 View > Data Table，调出表格窗口（或者分别使用键盘快捷键组合"Ctrl + H"和"Ctrl + T"）。在层次窗口可以观察到该晶体结构含有两个单元：A 和 B。由于该晶体结构为同源二聚体，A 单元和 B 单元为相同结构的两个单体，因此可仅保留 A 单元用于后续处理。按住"Ctrl"键，依次点击层次窗口的三个 B 链，使其高亮显示（同时可观察到图形窗口的 B 单元所含原子也被高亮选中），然后点击工具栏中的"删除"按钮 ✗，将该单体结构删除（图4-5）。

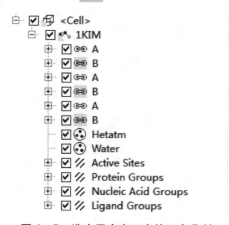

图4-5 选中层次窗口中的三个 B 链

【步骤2】点击层次窗口 A 链前方的"+",可将该 A 链中含有的所有残基或小分子展开,再点击可收起该列表。通过展开观察,可发现第 1 个 A 链为蛋白的所有氨基酸残基列表,第 2 个 A 链为小分子配体列表,第 3 个 A 链为水分子。依次点击第 2 个 A 链展开列表中的"SO43"和第 3 个 A 链,然后点击工具栏"删除"按钮 ✖,将其分别删除。

【步骤3】点击进入菜单栏 View > Toolbars,按图 4 – 6 设置进行勾选,以调出工具栏中的化学结构和浏览工具按钮。随后点击工具栏中新出现的"Fit To Screen"按钮,将蛋白结构调整于屏幕中央。然后点击工具栏中的"Rotate"按钮,将鼠标左键操作改为"旋转"操作。此时可通过在图形窗口拖动鼠标左键来进行蛋白结构的旋转。

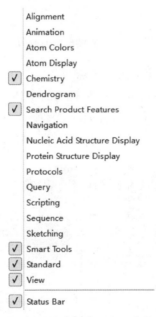

图 4 – 6 工具栏按钮集显示菜单

【步骤4】点击软件窗口左上方的"Simulation"标签,再点击"Tools"标签,切换至工具面板。点击 Tools 工具面板下的"Change Forcefield",以展开该列表。将该列表下的"Forcefield:"设置为"CHARMm","Partial Charge:"设置为"Momany-Rone",最后点击"Apply Forcefield"选项,即可对整个蛋白结构添加力场。运行完毕后,观察图形窗口,可发现该蛋白的氢原子被补齐(图 4 – 7)。至此,我们对蛋白的预处理进行完毕。

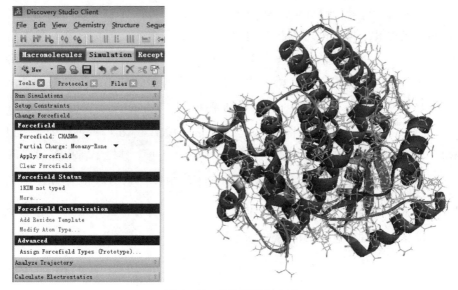

图4-7 为体系添加力场

1.2 定义受体,在受体中定义结合位点

【步骤1】点击"Simulation"标签右边的"Receptor-Ligand Interactions",在"Tools"工具面板的"View Interactions"项目中找到并点击"Define Receptor:1KIM",在层次窗口的最后一行将新增"SBD_Receptor"(图4-8)。

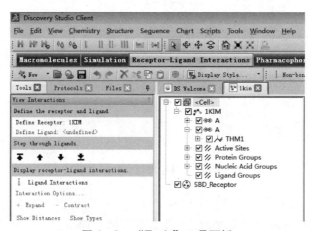

图4-8 "Tools"工具面板

【步骤2】在层次窗口中,选中第二个A链(即选中配体分子)。在"Tools"工具面板找到并点击"Define and Edit Binding Site"以展开该列表,点击该列表下 Define Site 项目中的"From Current Selection",程序将以该配体

分子为中心生成一个红色透明球体，并显示在图形窗口。选中配体分子，按下键盘快捷键"Ctrl + D"，在"Atom"标签页中点击"Stick"将配体分子显示为棍棒模型（图4-9），然后点击工具栏中的"Fit To Screen"按钮 ![btn]，将配体分子放大并调整至图形窗口中央。可以发现，定义的红色透明球体将配体分子包绕，该位置即下一步对接所采用的位点（图4-10）。

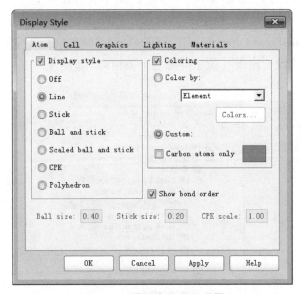

图4-9　图形窗口显示设置

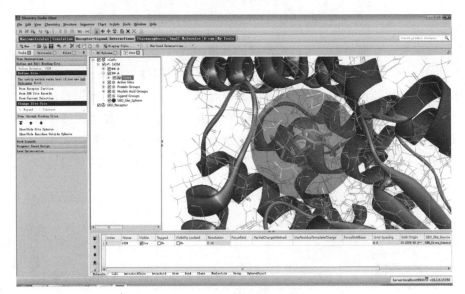

图4-10　定义对接位点

【步骤3】在层次窗口中，选中第二个 A 链，按下键盘快捷键"Ctrl + X"，然后点击主菜单栏 File > New > Molecule Window，新建一个空白窗口。按下键盘快捷键"Ctrl + V"，将配体小分子粘贴至新窗口中。该窗口标签名默认为"Molecule"。

1.3 运行对接流程（LibDock）

切换回受体蛋白所在的窗口"1kim"。点击软件窗口左上方的"Protocol"标签，切换至 Protocol 流程面板。依次展开 Protocol 流程面板下的 Discovery Studio > Receptor-Ligand Interactions > Docking > Dock Ligands（LibDock）并双击，以打开参数设置面板（位于屏幕右下方窗口）（图 4 – 11）。

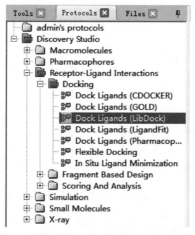

图 4 – 11 "Protocols"流程面板

在参数设置面板中，可针对对接的具体参数进行一系列设置。其中，"Input Receptor"将自动设置为"1kim：1KIM"（该参数格中使用"3D 窗口名称：分子名称"的格式列出 3D 窗口中所有的分子），本次实验先尝试将晶体结构中原有的配体分子进行对接，因此将"Input Ligands"设置为"Molecule：All"，即设置为晶体结构中所含的配体分子。在本节结尾进行对接其他分子的实验时，可在此步选择"Browse..."以指定其他分子文件（图 4 – 12）。

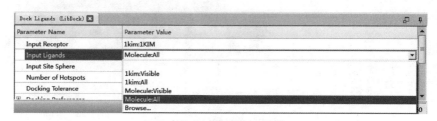

图 4 – 12 对接参数设置面板

继续进行其他对接参数的设置。"Input Site Sphere"显示为"47.7644，83.1381，53.8929，6.40886"，该数据为对接位点的位置信息，其中前3个数字表示对接位点的球心坐标，最后1个数字代表球的半径（单位均为埃）。

将"Docking Preferences"设置为"User Specified"，展开后将"Max Hits to Save"设置为10，这表明对于每个配体，将会有最多10个pose被保留下来（图4-13）。

将"Parallel Processing"设置为"True"，同时展开"Parallel Processing"列表，继续展开"Server"列表，将"Processes"值设置为2，表明分子对接将采用2个CPU核进行（图4-13）。

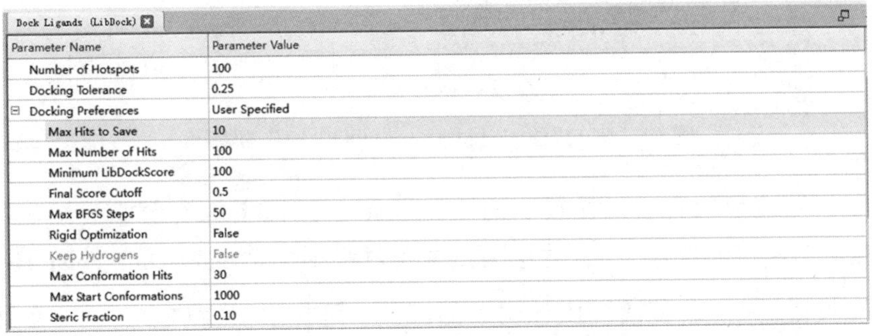

Parameter Name	Parameter Value
Number of Hotspots	100
Docking Tolerance	0.25
Docking Preferences	User Specified
Max Hits to Save	10
Max Number of Hits	100
Minimum LibDockScore	100
Final Score Cutoff	0.5
Max BFGS Steps	50
Rigid Optimization	False
Keep Hydrogens	False
Max Conformation Hits	30
Max Start Conformations	1000
Steric Fraction	0.10

图4-13 设置CPU多核运算

最后，在工具栏中点击"运行"按钮 ▶，开始分子对接计算。这个作业需要数分钟完成，作业的状态可以在"Jobs"窗口中查看（图4-14）。

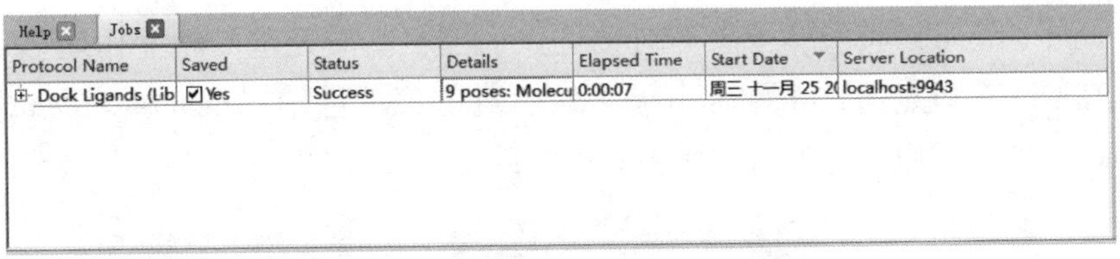

Protocol Name	Saved	Status	Details	Elapsed Time	Start Date	Server Location
Dock Ligands (Lib	☑ Yes	Success	9 poses: Molecu	0:00:07	周三 十一月 25 20	localhost:9943

图4-14 "Jobs"窗口显示作业状态

1.4 对接结果分析

作业完成后，双击"Jobs"窗口中的任务行"Dock Ligands（LibDock）"，此时屏幕右侧将出现"Dock Ligands（LibDock）"标签页。点击该页面中的"View Results"按钮，打开对接结果文件，对接得到的配体pose列表将在层次窗口和表格窗口列出，与之关联的一个图形窗口中将显示蛋白受体结构（图4-15）。

将"Dock Ligands（LibDock）"标签页关闭。依次点击层次窗口或表格窗口中的行来浏览所有对接得到的配体 pose，相应 pose 对应的结构将会在图形窗口中显示出来。

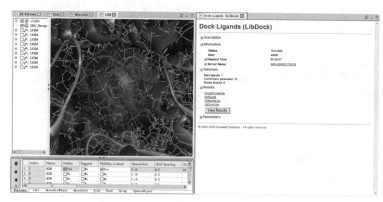

图 4-15　"Dock Ligands（LibDock）"标签页

为了更清楚地观察对接得到的配体 poses，可以考虑隐藏非极性氢原子（与碳原子相连的氢原子），方法为点击工具栏中的"Show Only Polar Hydrogens"按钮 。若要改变配体构象的颜色，可在层次窗口点击选中配体分子，然后按下键盘上的快捷键"Ctrl + D"，将"Custom："选中并勾选"Carbon atoms only"，即可将配体构象的碳原色显示为绿色。若要隐藏对接位点的透明球体，可点击球体的任何一点，选中该球体，点击鼠标右键后选择"Hide"，该球体即可被隐藏。

此外，还可以将配体构象与对接位点周围氨基酸残基的相互作用显示出来。在层次窗口点击选中配体分子，然后点击菜单栏的 Structure > Monitor > Hbonds，即可将原子间的氢键作用通过绿色虚线显示在图形窗口（图 4-16）。

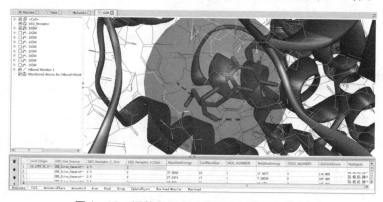

图 4-16　调整显示方式并观察氢键相互作用

表格窗口中包含了更加详细的数据信息。其中，"LibDockScore"列为配体构象的打分结果，默认按照从高到低的顺序排列。从图4-16中可以看到，打分排名第一的构象，得分为114.889分。

将晶体结构中原有的配体分子进行对接计算后，还需获得对接构象与晶体结构中配体构象之间的重合程度，以验证该对接方法的准确性。通常采用分子中原子坐标的均方根偏差（root-mean-square deviation，RMSD）来描述该重合度，以本小节的分子对接实验为例，在BIOVIA Discovery Studio软件中，配体的对接构象与晶体构象之间的RMSD计算方法如下：

点击软件左侧的"Files"标签，打开文件窗口，依次展开C盘下的Working、DockLigandsLibDock_...、Output目录，双击打开"Molecule.sd"文件，将配体的晶体构象复制到该窗口中，然后按下键盘快捷键"Ctrl + G"，打开图形窗口。在图形窗口空白处点击鼠标右键，弹出的菜单中点击"Show All"，显示出所有分子构象。选中表格窗口的最后一行（晶体构象），点击主菜单栏Structure > RMSD > Set Reference，定义晶体构象为参考构象（图4-17）。再点击主菜单栏 Structure > RMSD > Heavy Atoms，即可计算出配体对接构象与晶体构象之间的RMSD。

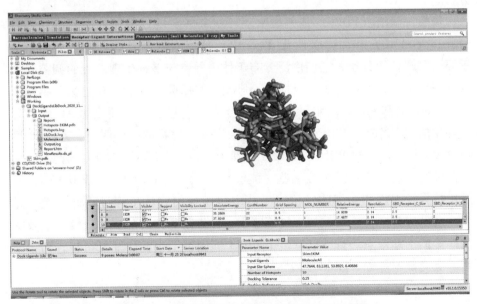

图4-17　计算对接构象与晶体构象之间的RMSD

在弹出的计算结果对话框中，我们可以看到配体的第3个对接构象的RMSD值最小，为1.0070，与晶体构象的重合度最高（图4-18）。因此，采用 LibDock 方法对接该类结构配体具有一定的可信度。

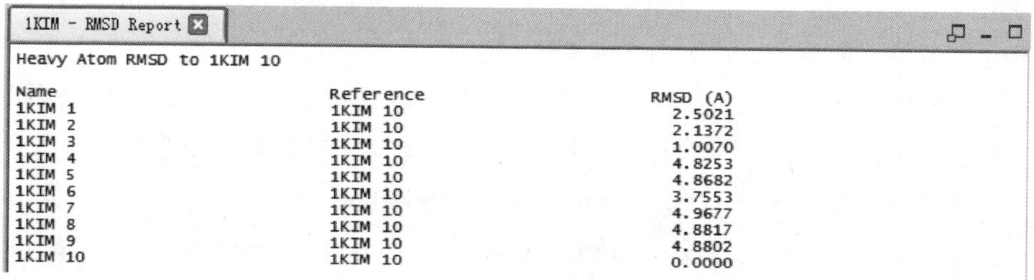

```
1KIM - RMSD Report
Heavy Atom RMSD to 1KIM 10
Name              Reference         RMSD (A)
1KIM 1            1KIM 10           2.5021
1KIM 2            1KIM 10           2.1372
1KIM 3            1KIM 10           1.0070
1KIM 4            1KIM 10           4.8253
1KIM 5            1KIM 10           4.8682
1KIM 6            1KIM 10           3.7553
1KIM 7            1KIM 10           4.9677
1KIM 8            1KIM 10           4.8817
1KIM 9            1KIM 10           4.8802
1KIM 10           1KIM 10           0.0000
```

图 4-18　RMSD 计算结果

1.5　对接其他分子

采用前三章讲授的方法，构建阿昔洛韦等抗疱疹病毒药物的分子结构，使用代码为"1KIM"的晶体结构进行分子对接，预测这些药物与疱疹病毒胸苷激酶的结合模式。

2　CDOCKER 和对接姿态分析

本小节将介绍如何使用 CDOCKER[7] 进行分子对接，并对对接结果进行分析。

磷酸二酯酶（PDEs）是一类水解环核苷酸磷酸二酯键的酶家族。环磷酸腺苷（cAMP）和环磷酸鸟苷（cGMP）是细胞内重要的环核苷酸，作为重要的第二信使分子，它们广泛分布于体内并参与多种生理功能的调控，如细胞周期调控、免疫与炎症反应、心脏及平滑肌收缩、学习与记忆、感觉信号等。cAMP 和 cGMP 的水平受到它们合成（通过腺苷酸环化酶 AC 和鸟苷酸环化酶 GC 完成）和降解（通过 PDEs 完成）途径的严格调控。人源 PDEs 包含 12 个家族，即 PDE1 - PDE12，其中，PDE4 主要分布于大脑、肾脏、心肌细胞、内皮细胞及免疫细胞，能够特异性水解 cAMP[10]。PDE4 的这种组织特异性表达和亚细胞定位对于特定组织或细胞的生理过程调控至关重要，现已成为多种疾病，如支气管哮喘、慢性阻塞性肺病、特应性皮炎及银屑病等的治疗靶点。目前已有多个 PDE4 抑制剂上市，如罗氟司特、阿普斯特、克立硼罗等[11]（图 4-19）。

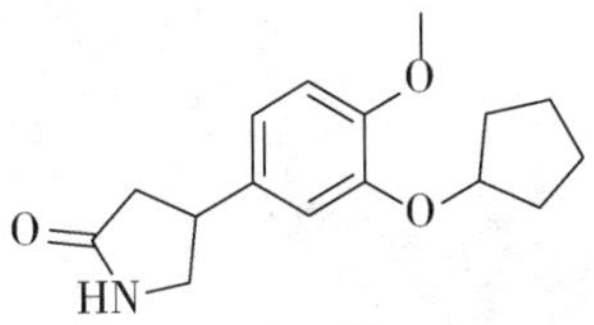

咯利普兰 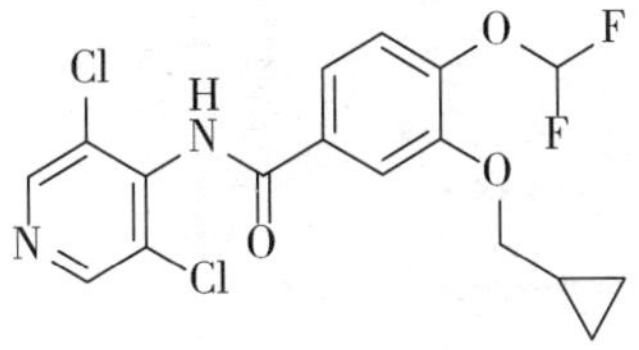　　　　　　　　　罗氟司特

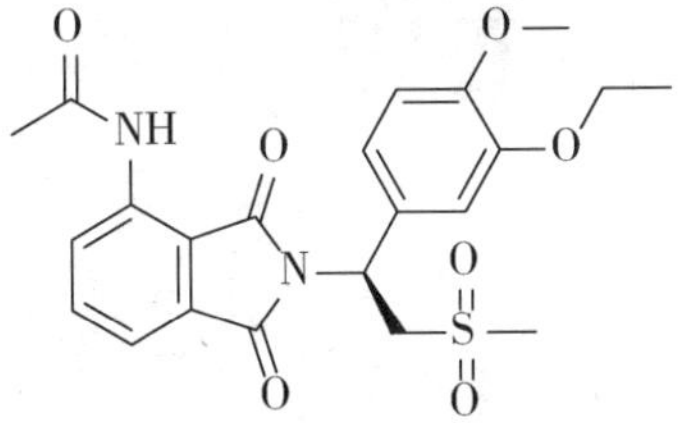

阿普斯特 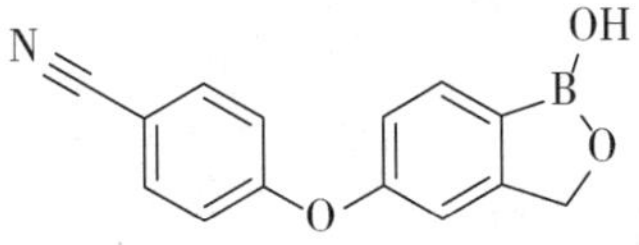　　　　　　　　　克立硼罗

图4-19　PDE4抑制剂的化学结构

作为第一代 PDE4 抑制剂，咯利普兰能够作用于中枢神经系统，最初被用于抑郁症的治疗研究，后发现其也具有较好的抗炎活性。但由于咯利普兰在临床使用中易引发头晕头痛、恶心、呕吐等不良反应，最终未能上市。现今咯利普兰已成为探究 PDE4 体内药理通路的工具分子[11]。

运用咯利普兰与 PDE4 催化域的共结晶晶体结构，可以对多种 PDE4 抑制剂进行分子对接，预测这些抑制剂与 PDE4 的结合模式及结合强度。

2.1　受体蛋白结构的下载、载入和预处理

采用上一节介绍的方法，从蛋白质结构数据库（PDB）中下载获得咯利普兰与 PDE4 的共结晶晶体结构（代码为 1RO6，下载 PDB 格式的文件）。

在 Discovery Studio 软件中打开该晶体结构文件（1ro6.pdb），删除其 B 链结构，删除砷原子（残基名称为 ARS531）及所有结晶水。按"Ctrl+T"调出表格窗口，点击"ConformerModel"标签页，依次选中第 1、2 行并按"Delete"键删除。最后为蛋白结构添加氢原子、力场。具体操作详见上一节的实验方法。预处理后的蛋白结构如图 4-20 所示。

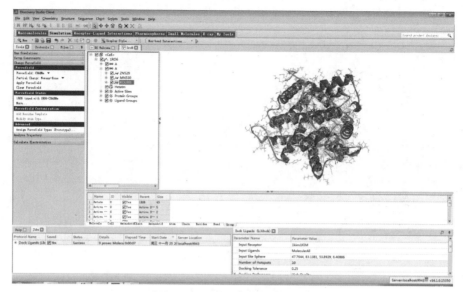

图 4-20 预处理后的蛋白结构

2.2 定义受体，在受体中定义结合位点

点击"Receptor-Ligand Interactions"标签，在"Tools"工具面板中定义"1RO6"为受体分子，选中配体分子定义为对接位点。将配体小分子剪切并粘贴至新窗口中，新窗口名称为"Molecule"（图 4-21）。具体操作详见上一节的实验方法。

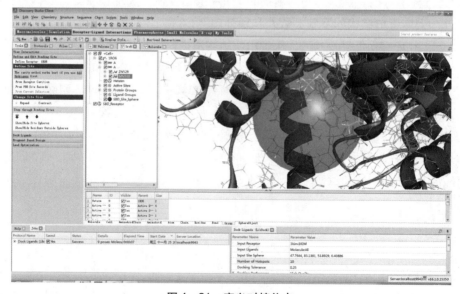

图 4-21 定义对接位点

2.3 运行对接流程（CDOCKER）

切换回受体蛋白所在的窗口"1ro6"。打开 Protocol 流程面板，依次展开 Protocol 流程面板下的 Discovery Studio > Receptor-Ligand Interactions > Docking > Dock Ligands（CDOCKER）并双击，以打开参数设置面板（图 4-22）。

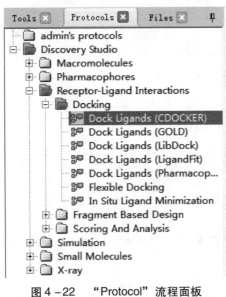

图 4-22 "Protocol"流程面板

在参数设置面板中，将"Input Receptor"设置为"1ro6：1RO6"，将"Input Ligands"设置为"Molecule：All"。在本节结尾进行对接其他分子的实验时，可在此步选择"Browse…"以指定其他分子文件（图 4-23）。具体操作可参考上一节。

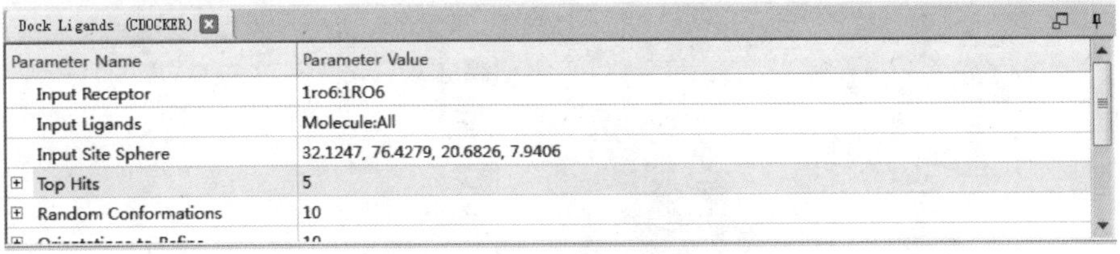

图 4-23 对接参数设置面板

继续进行其他对接参数的设置。"Input Site Sphere"使用默认设置（已定义的对接位点球体）。设置"Top Hits"参数值为 10，这表明对于每个配体将会有最多 10 个 pose 被保留下来（图 4-24）。考虑 pose 的 RMS 值和能量，只有那些不同的 poses 会被保留下来。

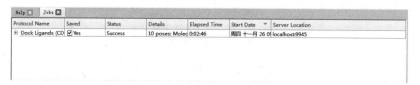

图4-24　设置对接构象保留数目

将"Parallel Processing"设置为"True",同时展开"Parallel Processing"列表,继续展开"Server"列表,将"Processes"值设置为2,表明分子对接将采用2个CPU核进行。

最后,在工具栏中点击"运行"按钮 ,开始分子对接计算。这个作业需要数分钟完成,作业的状态可以在"Jobs"窗口中查看(图4-25)。

图4-25　"Jobs"窗口显示作业状态

2.4　对接结果分析

作业完成后,双击"Jobs"窗口中的任务行"Dock Ligands（CDOCK-ER）",调出"Dock Ligands（CDOCKER）"标签页。点击该页面中的"View Results"按钮,打开对接结果文件。将"Dock Ligands（CDOCKER）"标签页关闭。依次点击层次窗口或表格窗口中的行来浏览所有对接得到的配体pose,相应pose对应的结构将会在图形窗口中显示出来(图4-26)。

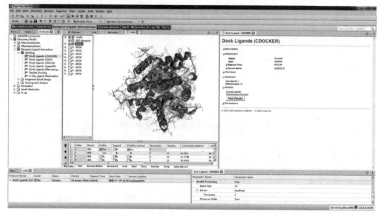

图4-26　对接结果显示

参照 LibDock 分子对接一节的方法,将配体构象设置为棍棒模型、碳原子显示为绿色。隐藏所有分子的非极性氢原子,并将配体构象与对接位点周围氨基酸残基的氢键相互作用显示出来(图 4-27)。

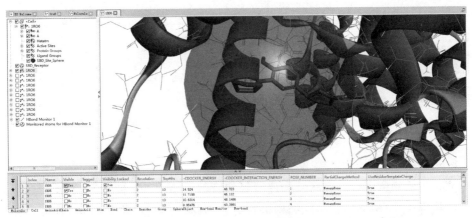

图 4-27 显示氢键相互作用

表格窗口中包含了更加详细的数据信息。其中,在各项打分值列表区域找到名为"-CDOCKER_ENERGY"这一列,按照打分值从高到低的顺序排列,其中打分排名最高的构象为第一个构象,得分为 48.723 分(图 4-27)。

在对接计算完成后,继续进行配体的对接构象与晶体构象之间的 RMSD 计算,方法详见上一节 LibDock 分子对接(图 4-28)。

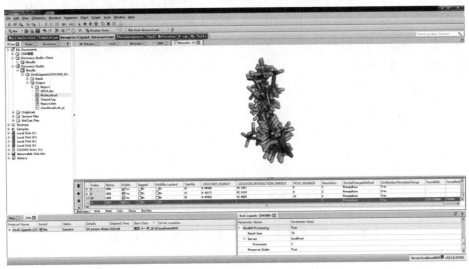

图 4-28 对接构象与晶体构象之间的 RMSD 计算

在弹出的计算结果对话框中，我们可以看到配体的第 1 个和第 2 个对接构象 RMSD 值最小，分别为 1.3536 和 0.9421，与晶体构象的重合度最高。因此，采用 CDOCKER 方法对接该类结构配体具有一定的可信度。

```
1RO6 - RMSD Report
Heavy Atom RMSD to 1RO6 11
Name              Reference         RMSD (A)
1RO6  1           1RO6 11           1.3536
1RO6  2           1RO6 11           0.9421
1RO6  3           1RO6 11           3.8586
1RO6  4           1RO6 11           4.3905
1RO6  5           1RO6 11           3.9704
1RO6  6           1RO6 11           4.0408
1RO6  7           1RO6 11           3.7140
1RO6  8           1RO6 11           3.8327
1RO6  9           1RO6 11           4.3875
1RO6  10          1RO6 11           4.3555
1RO6  11          1RO6 11           0.0000
```

图 4-29 RMSD 结果

2.5 对接其他分子

采用前三章讲授的方法，构建罗氟司特等上市 PDE4 抑制剂的分子结构，使用代码为"1RO6"的晶体结构进行分子对接，预测这些药物与 PDE4 的结合模式。

3 SYBYL 软件的分子对接模块 Surflex-Dock

分子对接的目的是将配体合理地放置到受体中，从而预测二者的结合模式。Surflex-Dock[8]是一种非常优秀的分子对接软件，拥有精确的结合构象预测能力、准确的平衡解离常数（K_d）打分以及较快的计算速度。Surflex-Dock 采用经验打分函数和专利搜索引擎将配体对接到蛋白的结合位点。这个方法在排除假阳性分子方面特别优秀，因此可以极大地缩小筛选库的规模而同时不减少潜在活性分子的数目。Surflex-Dock 进行分子对接的基本流程简单明了，操作方便（图 4-30）。

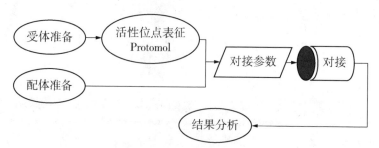

图 4-30 Surflex-Dock 分子对接操作的基本流程

3.1 实验流程

3.1.1 受体准备和活性位点表征

受体准备是分子对接的第一步。对下载得到的结构文件，我们可以通过软件进行观察，以便了解受体的结构特征、是否有缺失的原子、活性位点的位置、配体在活性位点与受体氨基酸之间有什么相互作用等。在了解受体结构特征的前提下，还需要对受体结构作一定的处理，以适应分子对接的要求。如果受体有缺失的原子，且缺失的原子恰好处于活性位点或其附近，则需要预测缺失原子的位置并补充到原始结构中；大多数受体三维结构受分辨率的限制，只能解析出非氢原子的位置，所以并不包含氢原子的坐标，需要预测氢原子的位置并补充到原始结构当中去；为了计算受体与配体之间的静电相互作用或极性相互作用，必须为受体的每个原子赋予电荷（Surflex-Dock 会自动为受体原子赋予电荷）。这些工作，都可以使用软件来完成，经过这样处理的受体三维结构，即可用于分子对接实验。

活性位点的表征是分子对接的一个重要步骤。所谓活性位点，就是配体与受体发生相互作用的位置，由受体上一些氨基酸残基包围而成。虽然受体可以和多种配体结合，但是活性位点一般都是固定的。在分子对接过程中，一般只考虑配体在活性位点中如何摆放，这样能够减少计算时间，也能避免配体被对接到一些不合适的蛋白表面位置上。

Surflex-Dock 使用原型分子（protomol）来表征活性位点。原型分子由三种探针分子（包括 CH_4、$C=O$ 和 $N-H$）组成，探针的空间位置和取向，完整地反映了附近受体氨基酸残基的形状与性质；如果一个实际的分子的结构与特征和由探针组成的原型分子在空间体积与电性方面均非常相似，它将有可能与受体活性位点匹配良好，从而具有较高活性。

3.1.2 配体准备

除了受体的三维结构外，分子对接还需要具有合理三维构象、合理质子化状态和合理原子电荷的配体结构。配体三维构象主要来源于数据库和软件预测。可用的数据库包括 PDB 和一些商业数据库，而通过软件预测则是目前获得小分子化合物三维结构的主要方法。配体的质子化状态可以通过化学常识进行判断，也可以用一些软件进行预测。原子电荷是分子对接软件用来计算配体与受体之间静电或极性相互作用的基础，Surflex-Dock 会自动为受体原子赋予电荷。

3.1.3 对接参数设置

在完成配体与受体的结构准备后，还需要对分子对接软件的参数进行设置。软件的默认设置一般就有很好的适应范围,在观察默认设置的对接结果后,通过调整对接参数,往往能得到更为合理的对接结果。

3.1.4 对接过程

Surflex-Dock 的分子对接过程是自动进行的,无须干预。

3.1.5 结果分析

对接结果分析一般包括对配体结合构象的观察、对接打分与实验数据的比较以及配体-受体相互作用的具体分析。通过分析,要决定是否采信对接结果,是否需要调整参数以便得到更为合理的对接结果。

Surflex-Dock 可以用来研究多种受体类型,包括各种蛋白(包括含金属的蛋白)和核酸(例如 DNA)。由于适用受体的范围广泛,所以使用 Surflex-Dock 可以将分子对接方法用于各种靶标的研究中。

3.2 操作步骤

3.2.1 蛋白结构预处理

【步骤1】启动 SYBYL 软件,然后新建并设置默认工作文件夹(例如 C:\surflex 路径),详细设置方法可以参见第一章"定量构效关系(QSAR)"。拷贝 SYBYL 安装目录中(譬如 C:\tripos\sybylx\demo\surflex)的"1kim.pdb"以及"tk.hits"文件到此默认工作文件夹下。

【步骤2】读入 1kim.pdb 文件,点击主菜单 File > Import File…,打开"Open File"对话框,设置 Files of Type 为"Molecule",选择"1kim.pdb"文件然后点击"OK"按钮(图4-31)。

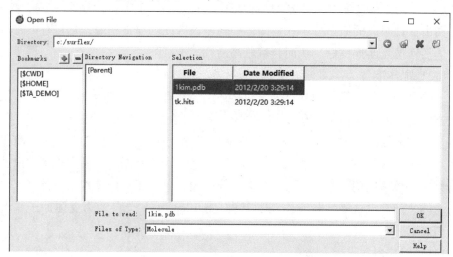

图4-31 读入 1kim.pdb 文件对话框

【步骤3】 观察 1kim.pdb，其为一包含两个完整单位（蛋白质、配体、硫酸盐以及水分子）呈对称关系的二聚体，这意味着文件中的每一个原子均是对称重复的关系。如果活性位点用其中一个单体就可以完全定义的话，那么在 Surflex-Dock 当中仅仅只需用一个单体去定义活性位点已足够，另外一个单体应该移除，否则可能会导致意想不到的结果。因此接下来的操作如下：点击主菜单 Selection > Select Atoms…，打开"Atom Expression"对话框并进行设置，在 Atom Expression 对话框当中勾选激活"Show Atom Expression"选项，在下方表达域框内输入表示删除受体蛋白 B 链所有结构的 M1（B/*）表达式，然后单击"Apply"按钮，再点击"OK"按钮（图 4-32），可见主窗口中，受体蛋白 B 链的所有原子均被选中并显示为绿色（图 4-33）。此时点击工具栏中的"删除"按钮 ，即可将这部分原子全部删除。

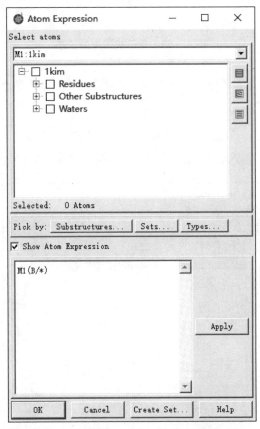

图 4-32　删除受体蛋白 B 链所有结构

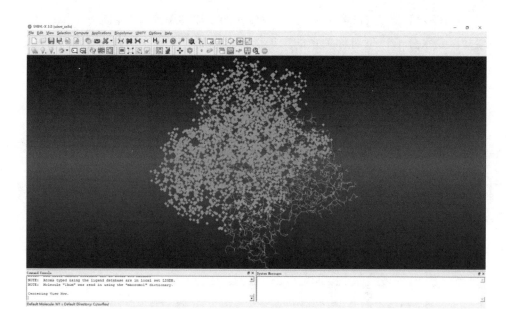

图4-33 原子被选中的状态

【步骤4】点击工具栏中的"Center and Scale"按钮，可将剩余的蛋白部分调至屏幕中央。

【步骤5】点击主菜单 File > Export File…，弹出"Save Molecule"对话框，点击"Save"按钮，文件将自动保存为"1kim.mol2"文件（图4-34）。

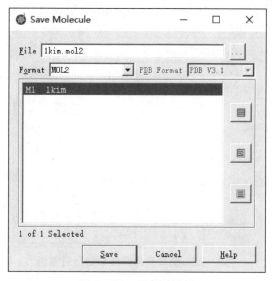

图4-34 保存对话框

【步骤6】点击主菜单 Edit > Delete Everything 清空屏幕上的所有显示内容。

3.2.2 打开 Surflex-Dock 准备蛋白

首先点击主菜单 Applications > Docking Suite > Dock Ligands...，打开 SYBYL 的 Surflex-Dock 接口界面，将弹出如图 4-35 所示的 Docking 对话框，确保对接模式 Docking Mode 已经设置为"Surflex-Dock（SFXC）"。

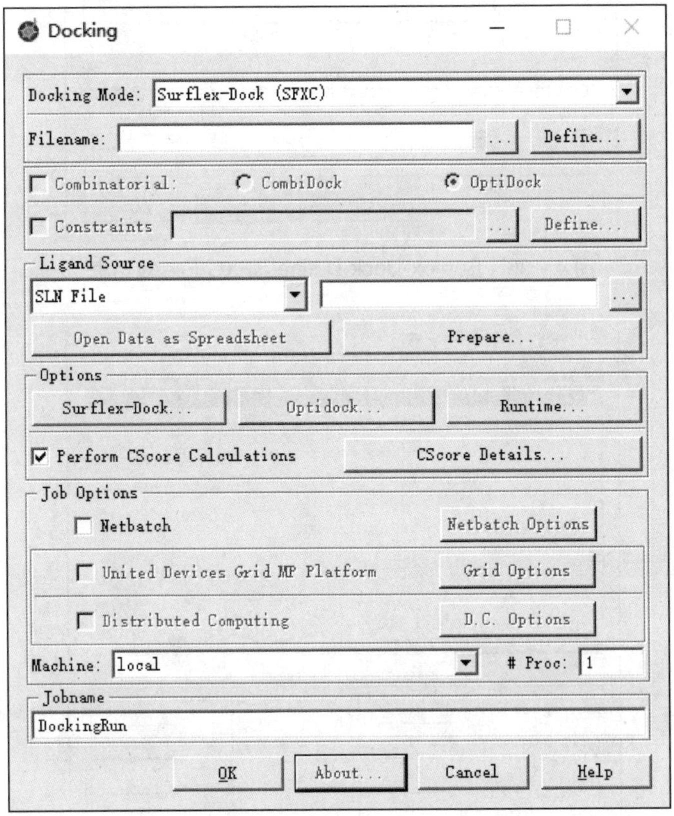

图 4-35　Docking 对话框

在下一行当中点击"Define…"按钮，打开 Surflex-Dock-Define SFXC File 对话框，这是运行 Surflex-Dock 所需准备工作的核心对话框（图 4-36）。点击 Protein Structure 下一行的"…"按钮，打开默认工作文件夹路径下的 1kim. mol2 文件，此时整个大分子的结构将加载到 sybyl 工作窗口界面当中。单击"Prepare …"按钮，弹出"Prepare Protein Structure"对话框（图 4-37）。

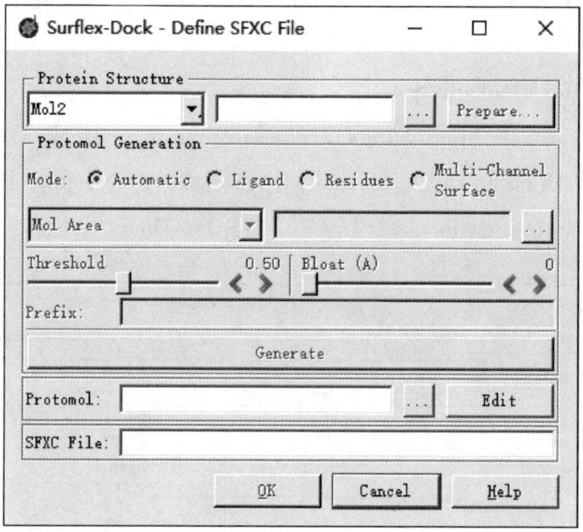

图4-36 Surflex-Dock-Define SFXC File 对话框

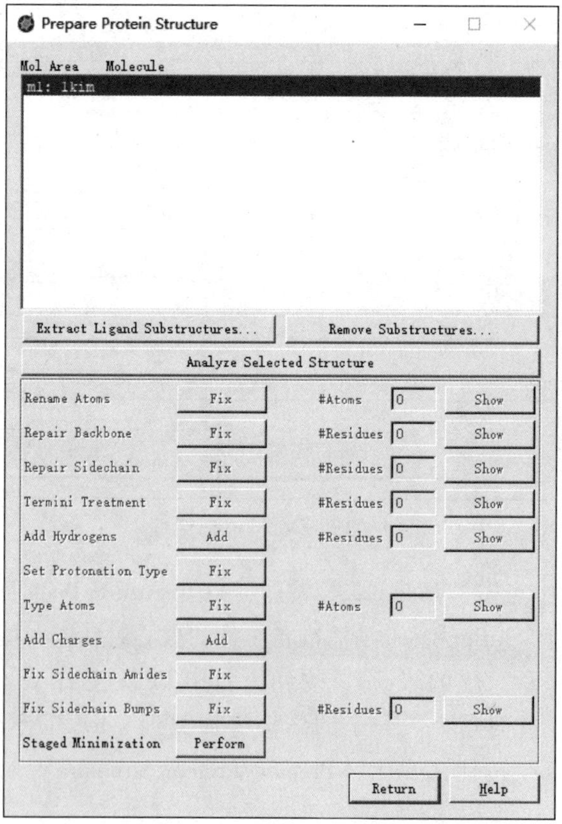

图4-37 Prepare Protein Structure 对话框

"Prepare Protein Structure"对话框的中部包含三个按钮，分别为"Extract Ligand Substructures…""Remove Substructures…""Analyze Selected Structure"。第一步，点击"Extract Ligand Substructures…"，打开"Select Substructures" "选择子结构"对话框，在"Other"列表当中鼠标单击选择配体"A/THM1"后单击"Apply"按钮（图4-38）。此时大分子结构当中的配体结构将在sybyl工作窗口界面当中单独显示，再单击"OK"按钮将返回上一级的"Prepare Protein Structure"对话框，此时抽取出来的配体结构将在sybyl工作窗口界面当中的大分子结构中以绿色颜色高亮显示。第二步，点击"Remove Substructures…"，再次打开"Select Substructures"（选择子结构）对话框，在"Other"列表当中鼠标单击选择配体"A/SO4_3"后单击"Apply"按钮，此时大分子结构当中的硫酸根离子结构将在sybyl工作窗口界面当中单独显示，单击"OK"按钮将返回上一级对话框，观察到硫酸根离子已被移除。第三步，点击"Analyze Selected Structure"按钮，运行整个结构的分析，运行完毕后，对话框下部的操作按钮（"Repair Backbone"等）将变为可选可编辑状态（图4-39）。点击Add Hydrogens行的"Add"按钮，为整个结构添加氢原子。最后，单击Prepare Protein Structure窗口右下角的"Return"按钮，返回上一级的Surflex-Dock-Define SFXC File窗口。

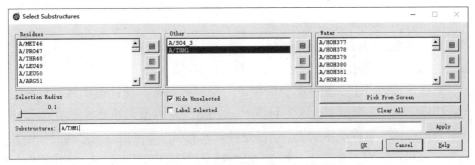

图4-38 Select Substructures 对话框

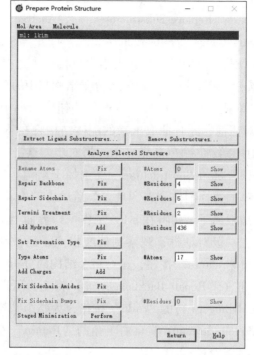

图 4-39 点击 Analyze Selected Structure 按钮后的效果

3.2.3 创建 Protomol 原型分子文件

这一步我们将以配体为参照将一系列探针（CH_4，N—H，C＝O）填充到活性位点中生成原型分子文件——活性口袋表征。

具体内容为：①在蛋白质表面覆盖一层探针原子，探针原子共有三种类型：CH_4，N—H，C＝O，这三种探针分别用以探测蛋白质表面的立体和疏水、氢键供体、氢键受体原子。通过这种方式表示出与蛋白原子之间潜在的氢键和疏水相互作用。②通过一个打分函数调节探针的位置和取向，优化它们与蛋白原子的相互作用。每一个探针原子得分代表配体中一个类似原子对结合能力的贡献。③只有打分最好的探针被保留下来，空间多余和孤立的探针被去掉，剩余的探针原子密度与一个真实的配体差不多。在与蛋白可能形成不同氢键的地方探针密度可能会略高一点。④由于探针得分代表探针探测到的蛋白-配体结合能力，所以得分高的探针簇表示蛋白表面与配体结合最强（"最黏"）的部分。在搜索结合最强的部分时搜索算法偏重于蛋白内部的疏水区域，因为蛋白-配体复合物通常涉及受体口袋，并且结合力常常是由于大面积的疏水作用引起的。⑤在将"最黏"的部分重组到一个口袋以前，很有必要去除不连接的"黏着"部分,以避免产生不连续的口袋。在一个1Å立方的格点上放很多球,每个球都开始生长,一直长到与蛋白原子形成范德华表面的距离,此时球半径小于0.5Å的被抛弃,剩下的与蛋白无关的部分相当于蛋白的负相。⑥"最黏"的部分通过进行与蛋白无关的"生长"后被嵌入蛋白质中,形成原型分子。原型分子最后大小与小分子配体差不多。

从 Prepare Protein Structure 窗口返回后,在"Surflex-Dock-Define SFXC File"对话框中,Protomol Generation 项目下单击选择"Ligand"(表示将以配体分子为参照在所在区域形成原型分子)为"Mode"(产生模式),然后在下一行当中单击"…"按钮打开上一个步骤当中抽取出来的配体"1kim_ligand";Threshold(域/阈值)采用默认的设置数值0.50,Bloat(A)(扩充值/膨胀值)也采用默认的设置数值0即可(图4-40)。

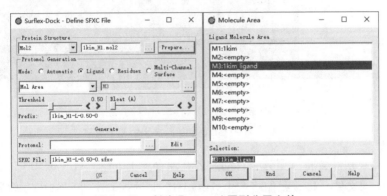

图4-40 创建 Protomol 原型分子文件

Threshold 和 Bloat 通常采用默认值即可满足大部分的对接要求,若结果不理想可再对这两个数值进行调整。Threshold 可调整产生的原型分子即活性位点体积的大小,增加 Threshold 数值可以减小原型分子的体积,数值若很小的话将会显著增加原型分子的体积和计算产生原型分子的时间。有关于 Bloat 数值的设置技巧有以下两点:①单活性位点为一个封闭口袋,此时 Bloat 可以使用默认值;②单活性位点为一个开放的通道时,Bloat 要足够大,以保证生成的 protomol 能够覆盖整个通道,包括其开放端。一般情况下,增加 Bloat 值到1或2可以满足大部分情况下的要求。

Prefix 项是一个文本串,由软件自动生成,反映了生成原型分子的条件,包括:①包含已准备的蛋白 mol2 格式文件的名称;②一个表征原型分子产生方式的单字母:A 表示自动生成,L 表示以配体为参照形成,R 表示自定义氨基酸生成;③Threshold 数值;④Bloat 数值。

单击 Generate 按钮，视计算时间体系大小不同而产生差异，一段时间后即可产生原型分子生成以配体为参照定义的活性口袋，此时，可以观察到主窗口中小分子的位置产生灰色不透明表面（图4-41）。

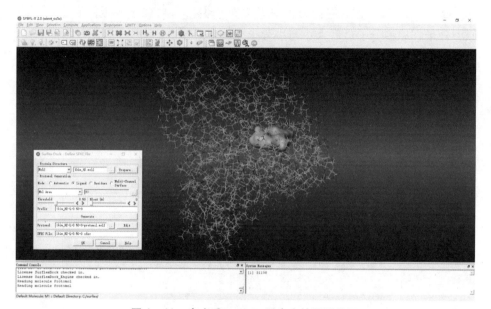

图4-41　点击 Generate 后产生的原型分子

SYBYL 软件会将原型分子自动命名并保存为 1kim_H-L-0.50-0-protomol.mol2 的文件。接着我们将产生 Surflex-Dock 的控制文件，SYBYL 软件会将其自动命名并保存为 1kim_H-L-0.50-0.sfxc 的文件。继续单击"OK"按钮，产生控制文件后自动返回上一级的 Docking 对话框。

3.2.4　加载配体文件，运行对接

在本实验中，我们将先使用直接从晶体结构中提取出来的配体的三维结构作为配体对接到活性口袋处。

在 Docking 对话框 Ligands Source 项当中，我们在下一行左边下拉菜单中选择配体的文件格式 Mol2 File，单击最右边"…"按钮加载配体文件 1kim_ligand.mol2（图4-42）。

单击 Options 项目中的"Surflex-Dock…"按钮，打开"Surflex-Dock - Details 对话框，该对话框中可进行对接参数的设置，如 Maximun Number of Poses per Ligand 项目可设置对接结果保留的构象数目。在最下方的 Reference Molecule 项中，单击"…"按钮，选择"lkim_ligand.mol2"作为参照分子（图4-42）。

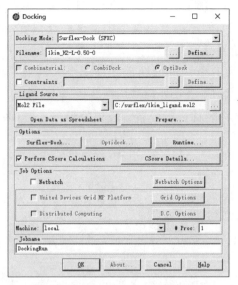

图4-42 Docking 对话框

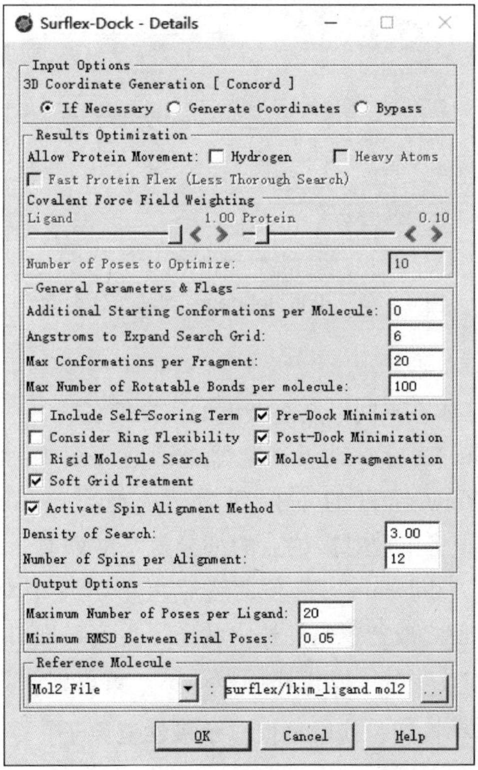

图4-43 Surflex-Dock – Details 对话框设置参照分子

单击"OK"按钮返回上一级的 Docking 对话框,首先确保 Perform CScore Calculations 这一项前面的复选框已被选中,这一点很重要,因为 CScore 将是我们接下来用于评价对接结果的打分函数。然后可以对 Proc(用于对接计算的 CPU 个数,默认为 1 个)进行设置(根据个人电脑 CPU 实际核数进行设置,现市面上个人电脑的 CPU 处理器均在 2 核以上,建议设为 1 或 2),也可以对 Jobname 对接工作名称进行设置,设置好后单击"OK"按钮开始运行对接任务(图 4 – 44)。

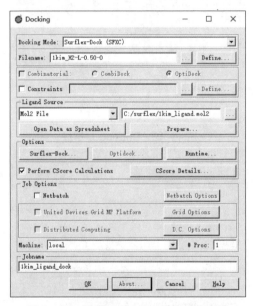

图 4 – 44　设置 Jobname 对接工作名称

3.2.5　结果分析

计算时间视计算体系不同以及复杂度的不同而各异,一段时间后对接计算完成自动弹出 Results Browser 结果浏览器对话框(图 4 – 45)。在对话框中,点击打开第二行 View 项目的下拉列表,选择"2: 1kim _ ligand _ dock _ site. mol2",主窗口中将出现对接位点的部分氨基酸残基。鼠标左键单击选中"Score"行右边的"Molecule"选项,然后再单击选中对话框中部表格的"1kim_ligand"行,使之成蓝色高亮选中状态,主窗口即可观察到小分子与蛋白的结合模式,其中,小分子以棍棒模型显示,黄色虚线表示氢键相互作用。可点击工具栏中的 按钮,使屏幕仅显示极性氢原子,令显示模式更加简洁(图 4 – 46)。

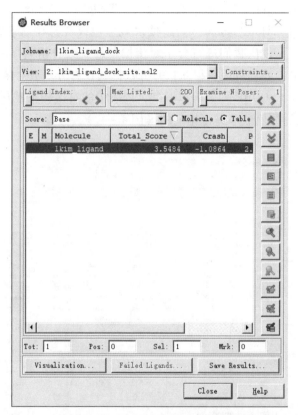

图 4-45 Results Browser 对话框

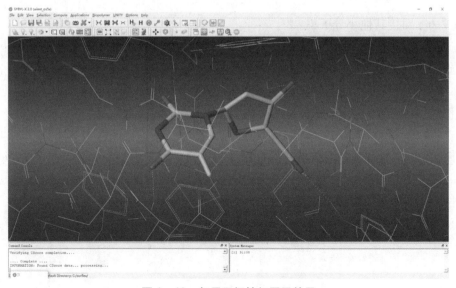

图 4-46 仅显示极性氢原子效果

鼠标左键单击选中"Score"行右边的"Table"选项,然后再单击选中对话框中部表格的"1kim_ligand"行,使之成蓝色高亮选中状态,即可弹出配体对接结果表格,以供我们进行分子对接构象的观察分析(图4-45)。在对接结果列表当中,我们可以获得对接打分数据,在打分函数对结果的评价方面我们则重点关注 CSCORE 列。可以看到,列表中的对接构象默认是按照 Total_Score 从高到低的数值顺序进行排列的(图4-47)。

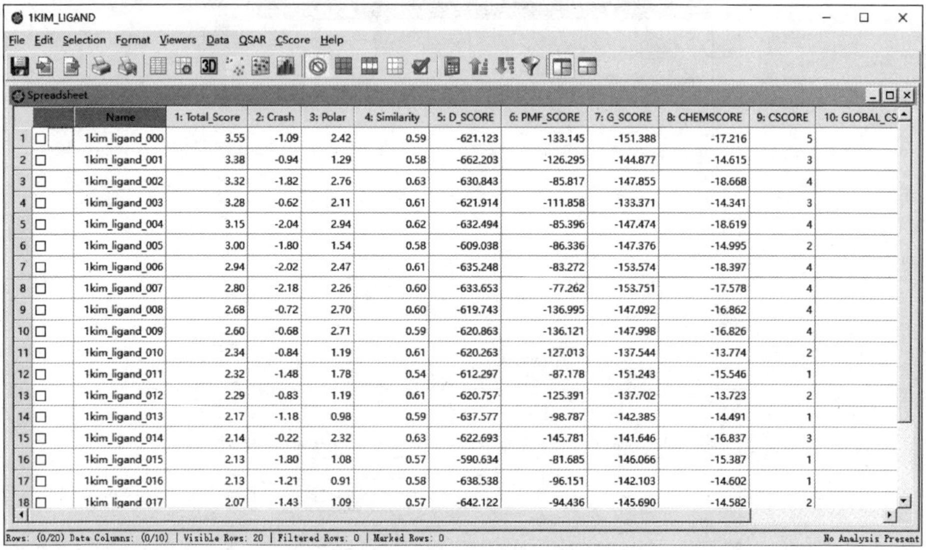

	Name	1: Total_Score	2: Crash	3: Polar	4: Similarity	5: D_SCORE	6: PMF_SCORE	7: G_SCORE	8: CHEMSCORE	9: CSCORE
1	1kim_ligand_000	3.55	-1.09	2.42	0.59	-621.123	-133.145	-151.388	-17.216	5
2	1kim_ligand_001	3.38	-0.94	1.29	0.58	-662.203	-126.295	-144.877	-14.615	3
3	1kim_ligand_002	3.32	-1.82	2.76	0.63	-630.843	-85.817	-147.855	-18.668	4
4	1kim_ligand_003	3.28	-0.62	2.11	0.61	-621.914	-111.858	-133.371	-14.341	3
5	1kim_ligand_004	3.15	-2.04	2.94	0.62	-632.494	-85.396	-147.474	-18.619	4
6	1kim_ligand_005	3.00	-1.80	1.54	0.58	-609.038	-86.336	-147.376	-14.995	2
7	1kim_ligand_006	2.94	-2.02	2.47	0.61	-635.248	-83.272	-153.574	-18.397	4
8	1kim_ligand_007	2.80	-2.18	2.26	0.60	-633.653	-77.262	-153.751	-17.578	4
9	1kim_ligand_008	2.68	-0.72	2.70	0.60	-619.743	-136.995	-147.092	-16.862	4
10	1kim_ligand_009	2.60	-0.68	2.71	0.59	-620.863	-136.121	-147.998	-16.826	4
11	1kim_ligand_010	2.34	-0.84	1.19	0.61	-620.263	-127.013	-137.544	-13.774	2
12	1kim_ligand_011	2.32	-1.48	1.78	0.54	-612.297	-87.178	-151.243	-15.546	1
13	1kim_ligand_012	2.29	-0.83	1.19	0.61	-620.757	-125.391	-137.702	-13.723	2
14	1kim_ligand_013	2.17	-1.18	0.98	0.59	-637.577	-98.787	-142.285	-14.491	1
15	1kim_ligand_014	2.14	-0.22	2.32	0.63	-622.693	-145.781	-141.646	-16.837	3
16	1kim_ligand_015	2.13	-1.80	1.08	0.57	-590.634	-81.685	-146.066	-15.387	1
17	1kim_ligand_016	2.13	-1.21	0.91	0.58	-638.538	-96.151	-142.103	-14.602	1
18	1kim_ligand_017	2.07	-1.43	1.09	0.57	-642.122	-94.436	-145.690	-14.582	2

图 4-47 对接结果列表

3.2.6 对接其他小分子集

在 Docking 对话框 Ligands Source 项当中,我们在下一行左边下拉菜单中选择配体的文件格式 Mol2 File,单击最右边"…"按钮可加载其他配体文件,如本步对接所使用的配体文件是 SLN 格式小分子数据库文件 tk.hits。采用上述方法获得该数据库中小分子的对接结果,并进行结果查看。

关闭 SYBYL 所有工作窗口,最后点击菜单 File > Exit 退出 SYBYL 程序。下一次需要调出该实验结果时,只需点击主窗口菜单栏 Applications > Docking Suite > Analyze Results…,在 Results Browser 对话框的第一行"Jobname"行点击"…"按钮,选择工作目录下的"1kim_ligand_dock"文件夹即可(图4-48)。

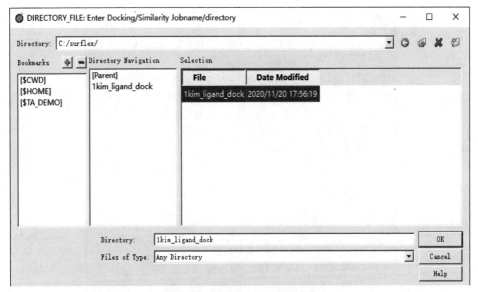

图 4-48 再次打开对接结果

4 MOE 软件的分子对接模块 Dock

本教程提供了一个采用 MOE 软件进行对接工作的实例。从磷酸二酯酶Ⅳ型（PDE4）与其抑制剂咯利普兰的晶体复合物结构（PDB 数据库代码 1RO6）抽取出来的 PDE4B 受体结构将被作为受体文件进行对接，我们将对接自身的配体咯利普兰到受体 PDE4 上面。

4.1 蛋白结构预处理

【步骤1】双击桌面上的 MOE 2015.10 软件图标，打开 MOE 软件。在 MOE 的软件主界面点击主菜单 File > Open… 菜单打开安装文件夹（软件默认安装路径为 C：/moe2015）下 sample/mol/路径下的 1ro6.pdb 文件，这个文件是从 RCSB 数据库上下载下来的 1RO6 文件，点击弹出对话框中的"OK"按钮，此时蛋白质结构将以条带状模型显示（图 4-49）。接下来，我们将对打开的晶体结构文件进行以下几方面的预处理：①移除 B 链，保留第一个蛋白链 A 链；②删除金属锰离子；③删除砷。

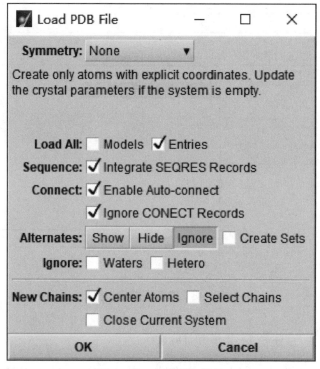

图4-49 加载蛋白结构

【步骤2】删除蛋白质结构中多余的链单元。首先，点击菜单栏 Window > Sequence Editor…，调出序列编辑窗口。随后，鼠标右键点击窗口中 Chain 一栏的第二行"2：1RO6.B"，在弹出的菜单中，点击"Delete…"，在弹出的 Delete Chains 对话框中点击"OK"按钮（图4-50）。重复同样的操作，将另外两行"4：1RO6.B"和"6：1RO6.B"依次删除。此步骤可将晶体结构中的 B 链移除，仅保留第一个蛋白链 A 链。

【步骤3】删除金属锰离子；删除砷。在序列编辑 Sequence Editor 窗口中，按住 Ctrl 或 Shift 键，依次点击"MN"和"ARS"，即选中锰离子和砷。在选中的高亮处，点击鼠标右键，弹出的菜单中点击"Delete…"，即可删除锰离子和砷（图4-51）。

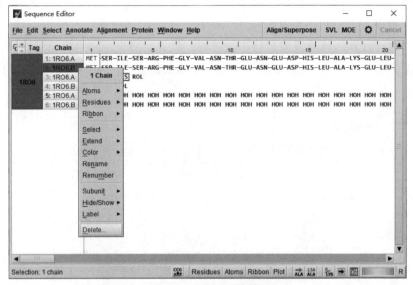

图4-50 删除B链单元

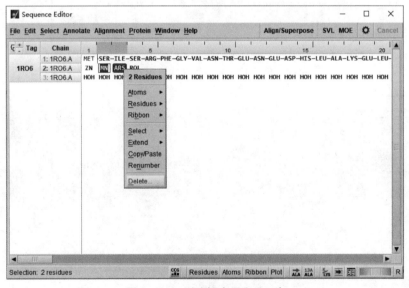

图4-51 删除锰离子和As砷

【步骤4】使用Protonate3D功能为体系添加氢和电荷。回到MOE软件的主窗口，在右侧的快捷工具按钮集中，找到并点击"Center"按钮，可将处理的蛋白结构移至屏幕中央显示。继续在右侧的快捷工具按钮集中找到并点击"QuickPrep"按钮，以打开QuickPrep的参数设置对话框（图4-52）。其中，第二行"Use Protonate3D for Protonation"行需要勾选，该行表示将使用 Protonate3D 程序为蛋白添加氢原子。其他参数或选项均保持默认，单击"OK"按钮即可执行计算。计算需要运行一段时间，计算实时进度信息将显示在窗口主界面左上角，并可看到蛋白结构在发生实时变化（主要可观察到氢原子的补全等）（图4-53）。在计算运行结束时信息显示将会消失。

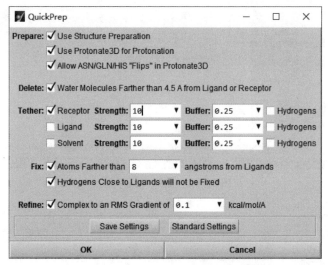

图4-52 QuickPrep 参数设置对话框

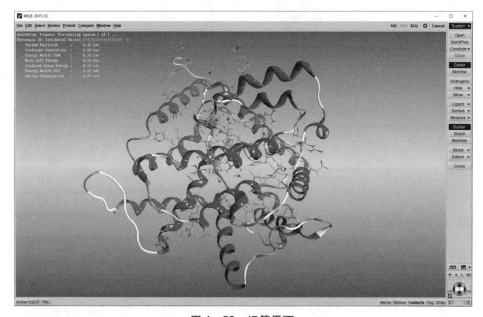

图4-53 运算界面

【步骤5】在结合位点区域周围绘制高斯接触表面图。选择 MOE 软件界面主菜单 Compute > Surfaces and Maps > Molecular Surface…，弹出如图 4 – 54 所示的 "Surfaces and Maps" 对话框。

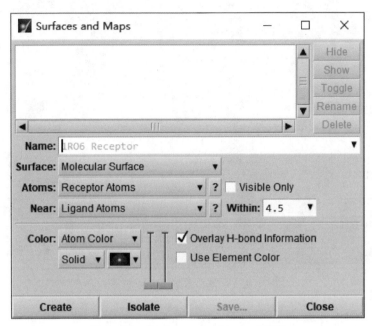

图 4 – 54　Surfaces and Maps 对话框

点开 Color 下拉菜单（默认选项为 Atom Color）设置为 "Constant"，点开 Surface Color 下拉菜单设置为 "yellow"，其他设置保持不变。点击 "Create" 按钮创建并绘制表面，然后再单击 "Isolate" 按钮使结合位点区域单独显示出来。移动滑块设置，至大约75%的位置以增加高斯表面的背景透明度。设置完毕后，点击 "Close" 按钮，关闭 "Surfaces and Maps" 对话框窗口，回到 MOE 软件的主界面窗口，先点击右侧快捷工具栏中的 "SiteView" 按钮，再点击 Hide > Backbone，以移除蛋白骨架显示。同理，点击 Select > Ligand，主窗口中的配体原子将以粉色小球形式被选中，点击主窗口右下角 "Atom | Ribbon | Contacts | Fog | Zclip" 一行的 "Atom" 按钮，点击绿色方框，将配体的碳原子颜色设置为绿色，以区分于蛋白的氨基酸残基，最终显示结果将如图 4 – 55 所示。

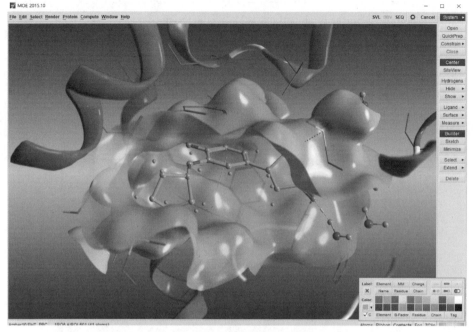

图 4-55　高斯接触表面

4.2　运行对接计算

这一步我们将打开 Dock 对接面板，设置对接参数，之后执行对接计算任务。

在 MOE 软件的主界面点击菜单栏 Compute > Dock…，打开"Dock"对接对话框（图 4-56）。

【步骤 1】确保 Receptor 下拉菜单项已被设置为"MOE""Receptor + Solvent"选项，Site 下拉菜单则已被设置为"Ligand Atoms"（靠近配体原子附近的氨基酸将被定义为对接位点）。

【步骤 2】设置 Ligand 下拉菜单项为"Ligand Atoms"，此时中间的小窗口将显示 Ligand 分子的化学结构。为使本教程简明易懂，在本步中我们将仅仅使用结合在 PDE4B 酶受体上的原配体咯利普兰进行对接。

【步骤 3】使用默认的配体置入算法 Placement 为三角匹配方法"Triangle Matcher"。

【步骤 4】设置配体放置 Placement 的方法为"Triangle Matcher"，打分函数 Score 为默认的"London dG"，并设置构象保留数目 Poses 值为 10。

【步骤 5】设置精修 Refinement 的方法为力场"Induced Fit"，表明在受体活性口袋对接得到的构象姿态将获得诱导契合后的合理构象。

【步骤6】设置精修打分函数 Score 为"GBVI/WSA dG",并设置精修构象保留数目 Poses 值为10。在这样的设置下,最后的精修姿态构象将按照 MM/GBVI 方法计算出来的预测结合自由能数值大小进行排名。

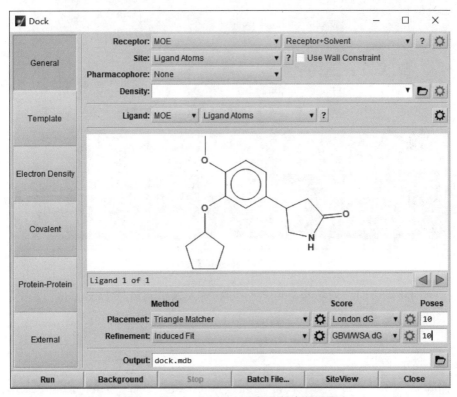

图4-56　Dock对接对话框面板参数设置

【步骤7】单击"Run"按钮开始运行对接计算,此时,在主窗口界面将显示小分子配体构象进行对接的动态过程(对接构象的碳原子为灰色),可以清晰地与晶体中的配体结构进行对比观察,如图4-57所示。

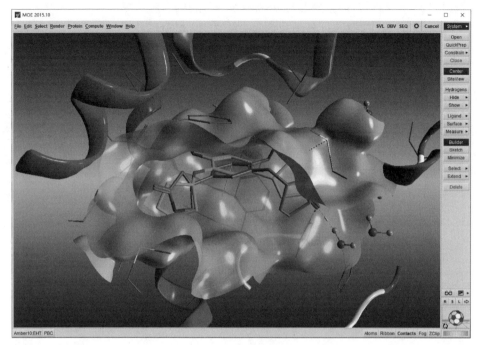

图 4-57 对接运算过程

当对接结束时,对接姿态和打分将被写入输出到以"dock.mdb"为名称命名的数据库里(图 4-58)。

	mol	rseq	mseq	S	rmsd	rmsd_refine	E_conf	E_place	E_score1	E_refine	E_score2
1	1RO6	1	1	-7.4593	0.2584	1.8287	2.1630	-72.7361	-11.0720	-43.6278	-7.4593
2	1RO6	1	1	-7.2863	0.5806	1.4845	3.9316	-85.0213	-12.1132	-41.2268	-7.2863
3	1RO6	1	1	-7.2729	0.4182	1.0314	5.3103	-78.4715	-11.3731	-39.1220	-7.2729
4	1RO6	1	1	-7.0725	1.2372	1.6009	3.7341	-89.9023	-10.9090	-36.5036	-7.0725
5	1RO6	1	1	-6.0529	6.3862	1.2383	8.9861	-63.4970	-11.8099	-25.4592	-6.0529
6	1RO6	1	1	-5.6168	6.1165	1.5114	9.3828	-65.1654	-11.7426	-23.3314	-5.6168
7	1RO6	1	1	-5.5945	4.0136	1.4503	3.8236	-60.5213	-11.1191	-27.5480	-5.5945

图 4-58 对接运算结果表格

4.3 对接结果分析

对接结果将在如图 4-58 所示的数据库视图 Database Viewer 窗口当中显示。在 S 这一列显示的是对接构象的能量值结果,以 MM/GBVI 方法计算出来的预测结合自由能数值由最小值到最大值进行排名。同时需要关注的是 rmsd 这一列,它显示了用于表征对接结果构象姿态对比共结晶晶体复合物结构当中原配体结合姿态之间差异的 RMSD 值。可以观察到前三个对接结果与原晶体复合物结构当中的配体结合姿态是很接近的（RMSD 值小于 1 Å），说明 MOE 软件的对接模块适用于这个体系的对接，对接结果具有一定的可靠性，有助于筛选出可能有抑制活性的配体。

下一步我们使用数据库浏览器比较配体对接姿态与在共结晶结构中结合姿态的差异。在已打开的数据库视图 Database Viewer 窗口当中鼠标点击 File > Browser... 菜单，弹出如下图所示 Database Browser 数据库浏览器窗口（图 4 - 59）。

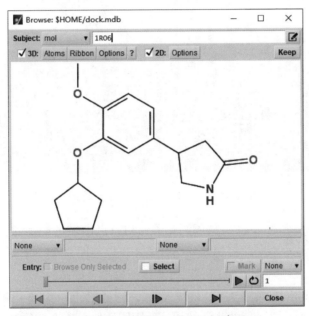

图 4 - 59　Database Browser 窗口

使用 Database Browser 数据库浏览器窗口可以连续地在 MOE 主窗口界面显示数据库当中的对接结果配体姿态。为了可以更好地观察对接配体姿态，我们在 MOE 主界面窗口当中按住 Ctrl 键的同时点击对接结果配体上的任意一个原子已选中整个对接结果配体；然后点击选择 Render > Atoms 主菜单，点击粉色方框使碳原子以粉色显示（或点击主窗口右下角"Atom | Ribbon | Contacts | Fog | Zclip"一行的"Atom"按钮，再点击粉色方框），重复该步，在 Render > Atoms 主菜单中点击球棍模型按钮 ⬤━, 使对接构象以棍棒状的形式显示。最后，使用 MOE 主界面右侧的快捷工具按钮集，点击 Hide > Hydrogens 菜单隐藏氢原子显示。第一个对接结果配体与配体原真实结合姿态之间的对比如图

4-60所示。

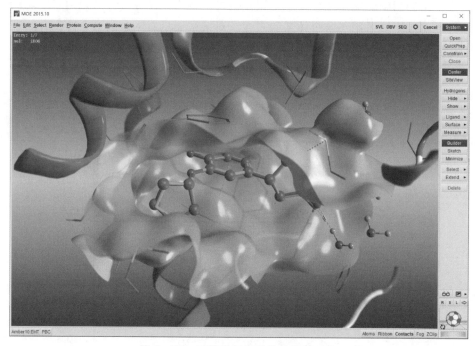

图 4-60　对接构象与晶体构象的对比

回到 Database Browser 数据库浏览器窗口，点击最下一排的各个箭头式按钮，即可切换显示不同对接构象的结合姿势，以与原真实结合姿态之间进行对比。最后，点击"Close"按钮，退出对接构象结合姿态的观察。

采用 ChemBioDraw 或 GaussView 软件，构建已上市 PDE4 抑制剂罗氟司特、阿普斯特和克立硼罗的化学结构，采用同样的方法进行分子对接，观察这几个药物在 PDE4 蛋白中的对接姿态和对接打分，并与文献中的对接姿态进行对比分析。

4.4　MM-GBVI 结合自由能计算

在进行 MOE 软件的详细对接参数设置时，精修打分函数 Score 选择为 "GBVI/WSA dG"，表明使用 MM/GBVI 方法计算配体与受体的结合自由能。MM-GBVI（Molecular Mechanics/Generalized Born Volume Integral）是 MOE 软件提供的自由能计算方法，是 MM/GBSA 方法的修改版本，计算更加快速便捷。

配体与受体的结合自由能可表述为配体-受体复合物自由能与单独配体、单独受体自由能的差值。MM/GBSA（Molecular Mechanics/Generalized Born

Surface Area）方法将自由能分解成不同的相互作用能量项，主要包括分子力学方法计算的能量（E_{MM}）、溶剂化自由能（G_{solv}）和熵贡献（S）。其中，分子力学的能量部分主要考虑了成键和非键相互作用，可依据经验参数（力场）求得；溶剂化自由能则采用连续溶剂模型（显式或隐式溶剂模型）估算。在 MOE 对接模块中使用的 MM/GBVI 与 MM/GBSA 方法的区别：在 MM/GBSA 方法中，GB/SA 溶剂化模型的能量与溶剂可及原子表面积有关，而 MM/GBVI 中该溶剂化自由能基于体积分 London 色散能量[12]。

5 总结

通常的对接流程如下所述：在 PDB 数据库下载靶标与其抑制剂的复合物晶体结构，用包括 CDOCKER、LibDock、Surflex-Dock 等在内的各种对接方法，将原晶体结构当中的抑制剂对接回晶体结构，然后将对接结果配体姿态与真实晶体结构配体原结合姿态进行比较，计算 RMSD。RMSD 越小越稳定，说明对接方法对于这个靶标体系越可信、适用，由此确定下来我们要选择的对接方法。

然后，用所确定下来的对接方法，将小分子化合物数据库对接到靶标的活性口袋中，小分子化合物数据库条目多数量大的话耗时会很长，此时我们可对数据库进行合理的去重、药效团模型筛除部分化合物等操作缩减数据库规模，将计算量减少。

最后，对数据库对接出来的结果进行打分函数、结合模式分析，挑选出合理的小分子化合物，以用于进一步的分子动力学模拟、生物活性实验测定等分析。

【参考文献】

［1］MACALINO S J, GOSU V, HONG S, et al. Role of computer-aided drug design in modern drug discovery［J］. Arch Pharm Res, 2015, 38（9）: 1686 – 1701.

［2］KITCHEN D B, DECORNEZ H, FURR J R, et al. Docking and scoring in virtual screening for drug discovery: Methods and applications［J］. Nature Reviews Drug Discovery, 2004, 3（11）: 935 – 949.

［3］WANG Z, SUN H Y, YAO X J, et al. Comprehensive evaluation of ten docking programs on a diverse set of protein-ligand complexes: the prediction accuracy of sampling power and scoring power［J］. PCCP, 2016, 18（18）:

12964 – 12975.

[4] SASTRY G M, ADZHIGIREY M, DAY T, et al. Protein and ligand preparation: parameters, protocols, and influence on virtual screening enrichments [J]. J Comput Aided Mol Des, 2013, 27 (3): 221 – 234.

[5] BISSANTZ C, FOLKERS G, ROGNAN D. Protein-based virtual screening of chemical databases. 1. Evaluation of different docking/scoring combinations [J]. J Med Chem, 2000, 43 (25): 4759 – 4767.

[6] RAO S N, HEAD M S, KULKARNI A, et al. Validation studies of the site-directed docking program LibDock [J]. J Chem Inf Model, 2007, 47 (6): 2159 – 2171.

[7] WU G S, ROBERTSON D H, BROOKS C L, et al. Detailed analysis of grid-based molecular docking: A case study of CDOCKER-A CHARMm-based MD docking algorithm [J]. J Comput Chem, 2003, 24 (13): 1549 – 1562.

[8] JAIN A N. Surflex: Fully automatic flexible molecular docking using a molecular similarity-based search engine [J]. J Med Chem, 2003, 46 (4): 499 – 511.

[9] 刘程, 郭果为, 叶忠锋, 等. 胸苷激酶的研究进展 [J]. 生命科学, 2013, 25 (4): 1 – 7.

[10] BENDER A T, BEAVO J A. Cyclic nucleotide phosphodiesterases: Molecular regulation to clinical use [J]. Pharmacol Rev, 2006, 58 (3): 488 – 520.

[11] BARAD M, BOURTCHOULADZE R, WINDER D G, et al. Rolipram, a type IV-specific phosphodiesterase inhibitor, facilitates the establishment of long-lasting long-term potentiation and improves memory [J]. Proc Natl Acad Sci U S A, 1998, 95 (25): 15020 – 15025.

[12] LABUTE P. The generalized Born/volume integral implicit solvent model: Estimation of the free energy of hydration using London dispersion instead of atomic surface area [J]. J Comput Chem, 2008, 29 (10): 1693 – 1698.

第五章 分子动力学模拟

一、实验目的

本章主要运用 BIOVIA Discovery Studio 2016 软件开展生物大分子体系的分子动力学模拟实验。

二、实验要求

（1）了解分子动力学模拟理论；
（2）熟悉 BIOVIA Discovery Studio 2016 软件的分子动力学模拟操作流程；
（3）掌握各种评价分子动力学模拟结果的方法。

三、实验原理

分子动力学模拟（molecular dynamics simulation，MD）是一种基于分子力学的模拟方法，其最小模拟单元为原子。由于分子动力学模拟能够描述生物分子体系的动态过程，因此具有非常广泛的应用，可用于蛋白质在体内的折叠研究、酶与底物的识别研究，以及近年来热门的变构调节研究等[1-3]。分子动力学模拟方法尤其适合生物大分子体系的低能量构象模型构建。有关分子动力学模拟的详细理论，读者可参考相关专著。

分子动力学模拟主要包含以下基本过程：体系的结构优化过程（minimizaiton，也称能量最小化）、升温过程（heating）、平衡过程（equilibration）、采样过程（production）。在升温阶段，体系将由静态（速度为0）逐步运动至设置温度（通常为37 ℃），但可能产生局部温度过高或过低的情况；随后，平衡过程将对整体结构进行进一步平衡，减少局部温度过高或过低的情况[2-4]；采样过程通常为模拟时长最大的过程，可用于获取体系的相关动态信息。

在体系结构优化前，首先要对模拟体系的初始结构进行检查，以排除结构不完整或不合理的情况，必要时进行一些预处理。因此，除上文所述过程，完整的分子动力学模拟流程还包括初始结构预处理及分子动力学模拟结果分析。

对于生物大分子体系，常用的分子动力学模拟软件包括 Gromacs、NAMD、Lammps、Amber 等，但操作较难，需掌握 Linux 操作系统相关指令。而 BIOVIA 公司的 Discovery Studio 在操作上相对简单，尤其在"Standard Dynamics Cascade"功能模块中，已将动力学模拟的升温、平衡、采样过程整合成一个设置窗口，方便初学者进行参数设置。

四、实验内容

本章实验将围绕初始结构预处理、标准的分子动力学模拟流程、结果分析展开，共包含 2 个独立实验。

1 普瑞巴林的溶剂化模型及分子动力学模拟

癫痫是由大脑神经元突发性异常和过度的超同步化放电导致的脑功能暂时性障碍，发病机制极为复杂、病因呈多样化。γ-氨基丁酸（GABA）是人体中枢神经系统主要的抑制性神经递质，它在脑内的水平变化与癫痫发病有密切关联。

普瑞巴林是辉瑞公司研发的一种新型抗癫痫药，其分子含有 γ-氨基丁酸结构，具有抗痉挛作用，可用于辅助治疗部分性癫痫发作[5]。

1.1 小分子结构文件的下载与准备

在 Chemicalbook 官方网站首页（https://www.chemicalbook.com/ProductIndex.aspx）搜索"普瑞巴林"，在结果页面中，点击第一个搜索结果的"MOL：Mol file"一行，下载普瑞巴林的 mol 文件"148553-50-8.mol"（图 5-1）。

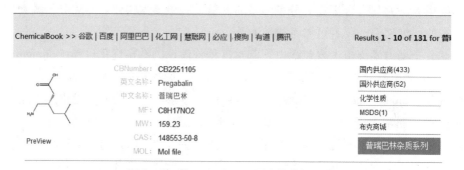

图 5-1 Chemicalbook 网站搜索与下载

在 Discovery Studio 中打开下载好的 mol 文件，在表格窗口中，将 Name 一栏改为"Pregabalin"(图5-2)。

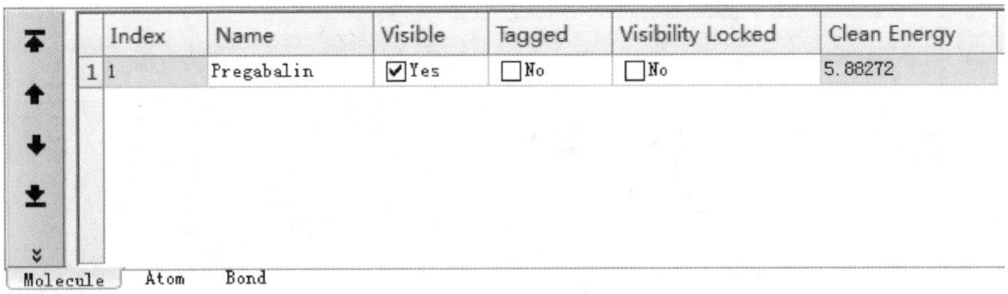

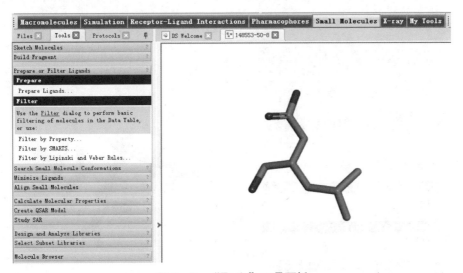

图5-2　修改分子名称

将工具栏中的标签按钮切换至"Small Molecule",然后点击"Tools"工具面板中的"Prepare or Filter Ligands",展开列表中点击"Prepare Ligands…"项目(图5-3)。

图5-3　"Tools"工具面板

在弹出的"Prepare Ligands"设置窗口中,将"Generate Tautomers"和"Generate Isomers"两项设置为"False",然后点击"Run"按钮,软件将进行小分子的构象准备,并弹出任务进度窗口。当运行完毕时,将弹出结果提示窗口(图5-4)。可观察到,小分子具有了正确的质子化状态(游离氨基和羧基),且构象发生了变化,能够形成分子内氢键。

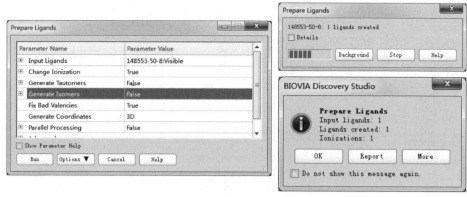

图 5-4　参数设置与运行窗口

最后，切换至"Simulation"标签，在"Tools"面板中点击"Change Forcefiled"列表下的"Apply Forcefield"选项，为小分子添加 CHARMm 力场（图 5-5）。

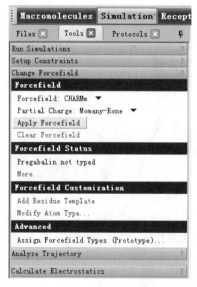
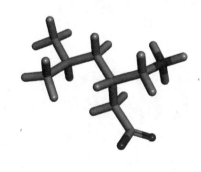

图 5-5　添加 CHARMm 力场

1.2　为小分子添加溶剂环境

通过将小分子沉浸于溶剂分子中，可模拟药物在体内的真实环境。

点击"Tools"工具面板"Run Simulations"列表下的"Solvation…"项目，打开"Solvation"设置窗口，展开 Solvation Model 选项，确保"Solvation Model"选项为"Explicit Periodic Boundary"，即周期性边界溶剂模型。"Cell

Shape"项设置为"Orthorhombic",即长方体溶剂盒子。其他参数中,设置"Add Counterion"项为"True",展开列表中各项参数保持不变。其中,"Cation Type"和"Anion Type"将分别设置为钠离子和氯离子,表示添加的是类生理盐水环境(图5-6)。

点击"Run"按钮开始运行,当运行完毕后,图形窗口将显示被水分子包裹的小分子结构模型。

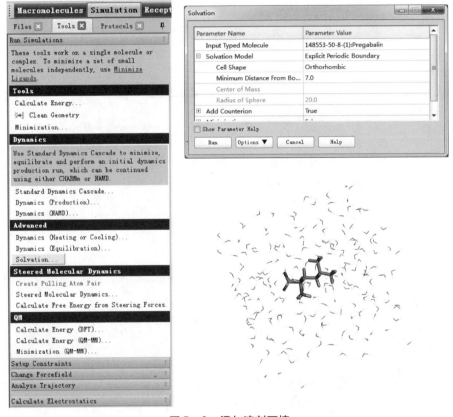

图5-6 添加溶剂环境

1.3 定义约束原子簇

在进行分子动力学模拟的结构优化、升温和平衡阶段时,通常需要对体系的氨基酸残基和配体小分子结构进行一定约束,而不对水分子和其他离子进行约束,这样能够保证氨基酸残基和配体小分子在该系列过程中不发生结构崩坏。在采样过程中通常不进行任何约束。

定义原子簇及设置约束参数的操作如下:

在层次窗口中点击"<Chain>"一行以选中小分子，随后点击主菜单 Edit>Group…，在弹出的 Edit Group 窗口中输入"Fixed"后点击"Define"（图 5-7）。重复该操作，将小分子定义成新的原子簇"Constraint1"和"Constraint2"。此时，层次窗口的末尾将新增 3 行（图 5-8）。

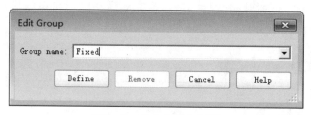

图 5-7　定义新的原子簇

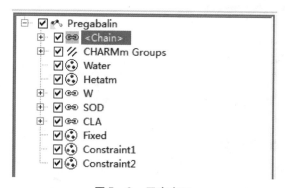

图 5-8　层次窗口

选中"Fixed"原子簇，点击"Tools"工具面板"Setup Constrains"列表下的"Create Fixed Atom Constraint"项，可见小分子的原子上出现蓝色格栅（图 5-9）。

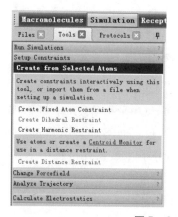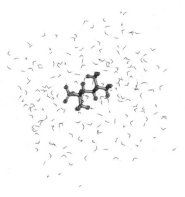

图 5-9　添加约束

选中"Constraint1"原子簇，点击"Tools"工具面板"Setup Constrains"列表下的"Create Harmonic Restraint"项，可见小分子的原子上出现青色格栏。用同样的方法设置"Constraint2"原子簇。在表格窗口中，分别修改"Constraint1"和"Constraint2"的"Force Constant"数值为 50 和 10，该值越小表明添加的约束力越小（设置"Fixed"原子簇时可认为其"Force Constant"为无穷大，即将其位置固定不动）（图 5-10）。

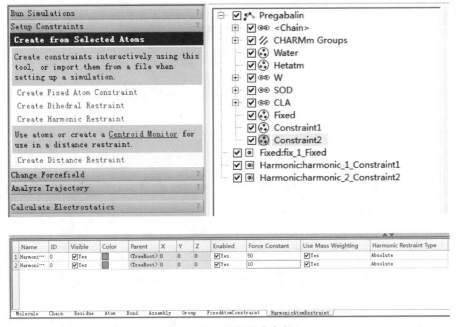

图 5-10　设置约束参数

1.4　设置分子动力学模拟流程参数并运行

点击"Tools"工具面板"Run Simulations"列表下的"Standard Dynamics Cascade…"项，打开"Standard Dynamics Cascade"设置窗口（图 5-11）。

展开"Minimization"列表，将"Constraints"栏设置为"Fixed：fix_1_Fixed"，表明在结构优化的第一阶段，将小分子的所有原子固定在原位置，仅对水分子和钠离子、氯离子进行优化。

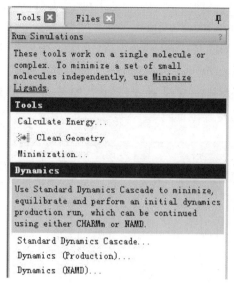

图 5-11 "Tools"工具面板"Run Simulations"列表

展开"Minimization2"和"Heating"列表,将"Constraints"栏设置为"Harmonic:harmonic_1_Constraint1",表明在结构优化第二阶段和升温阶段,为小分子添加一个较大的力常数(50 kcal mol^{-1} Å^{-2})。

展开"Equilibration"列表,将"Constraints"栏设置为"Harmonic:harmonic_2_Constraint2",表明在平衡阶段,为小分子添加一个较小的力常数(10 kcal mol^{-1} Å^{-2})。

展开"Production"列表,将"Constraints"栏设置为空,表明采样阶段不进行任何约束。

将"Equilibration"和"Production"列表下的"Save Results Interval (ps)"设置为0.5,表明每隔0.5 ps,将记录体系的一帧结构信息。

设置"Implicit Solvent Model"项为"None","Electrostatics"项为"Particle Mesh Ewald"[6],表明该运算不使用隐式溶剂模型,长程静电相互作用使用PME算法[7]。

确保"Advanced"列表下的"Apply SHAKE Constraint"设置为"True"(图5-12)。

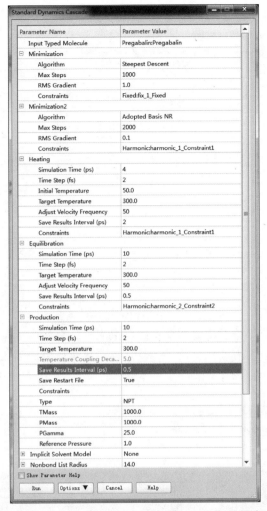

图 5-12 "Standard Dynamics Cascade" 设置窗口

点击"Standard Dynamics Cascade"窗口中的"Run"按钮,开始分子动力学计算。由于该体系较小,作业可在数分钟内完成(图 5-13,图 5-14 和图 5-15)。

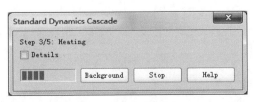

图 5-13 运行提示窗口

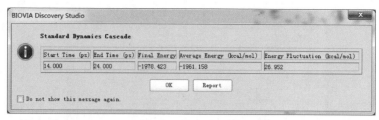

图 5-14　结果提示窗口

图 5-15　"Jobs"任务窗口

1.5　查看结果

1.5.1　动画播放

双击"Jobs"任务窗口的"Standard Dynamics Cascade"一行，在打开的标签页中，可以获得分子动力学模拟的结果表格，表格中记录了模拟的起止时间、各项能量信息等数据，表格下方自动展示了采样阶段的体系温度和总能量随时间的变化图线（图 5-16）。

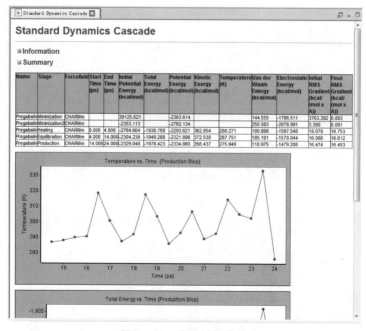

图 5-16　作业结果表格

点击"View Results"按钮,在打开的图形窗口中,首先取消勾选层次窗口中的"Fixed:fix_1_Fixed"等三项,将原子周围的格栅标记隐藏。随后点击主菜单 Structure > Animation > Play,可观察图形窗口中体系按帧播放的动态画面(20帧动画),重复点击菜单 Structure > Animation > Play,可停止动画播放(图5-17)。

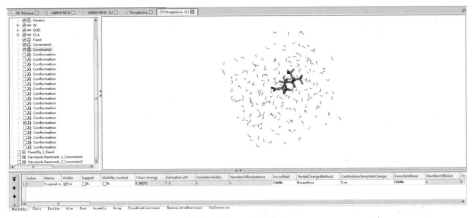

图5-17　动画播放

1.5.2　绘制能量曲线

点击主窗口"Simulation"标签,在"Tools"工具面板中点击"Analyze Trajectory"列表下的"Create Plot…"项,以打开 Choose X and Y axes 对话框,对话框左侧的 Choose X axis 选择"Time",右侧的 Choose Y axis/axes 选择"Total Energy""Electrostatic Energy"和"Van der Waals Energy",并点击"OK"(图5-18)。在弹出的标签页中,将显示能量随时间变化的图线,可观察不同时间点体系的总能量、范德华相互作用能量和静电相互作用能量(图5-19)。

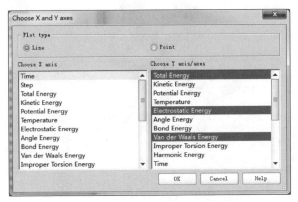

图5-18　Choose X and Y axes 对话框

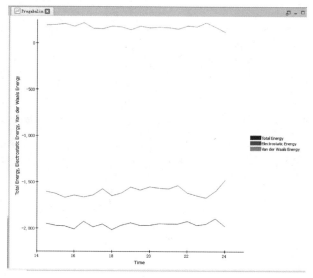

图 5-19　能量随时间变化的图线

1.5.3　定义距离监控

将小分子在图形窗口中放大显示，然后按住 Ctrl 键，选择相距最近的羧基氧与氨基氢原子，点击主菜单 Structure > Monitor > Distance，将两原子的距离在图形窗口中标记出来（绿色直线和距离值）（图 5-20）。

点击主菜单 Structure > Animation > Play，可见动画播放的同时，原子距离也在发生变化。我们可以发现，该距离维持在 2.5 Å，表明分子在该段模拟时间内，形成了稳定的分子内氢键（类似七元环结构）。

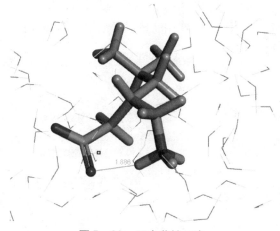

图 5-20　距离监控示意

2 MDM2-抑制剂复合物的分子动力学模拟

鼠双微体-2（MDM2）是目前已报道的最强凋亡抑制因子之一，可以与转录因子 p53 发生相互作用[8]。咪唑吡咯烷酮类化合物能够破坏 p53-MDM2 之间的相互作用，从而促进肿瘤细胞凋亡，有望发展为新型抗肿瘤药物[9]。本小节将以咪唑吡咯烷酮类化合物与 MDM2 的共结晶晶体结构为基础，对该复合物结构进行分子动力学模拟研究。

2.1 复合物晶体结构文件的下载与准备

在 PDB 结构数据库（https://www.rcsb.org）上下载 ID 为 5LN2 的晶体结构文件（5ln2.pdb）。该晶体结构为咪唑吡咯烷酮类化合物与 MDM2 的共结晶晶体结构（图 5-21）。

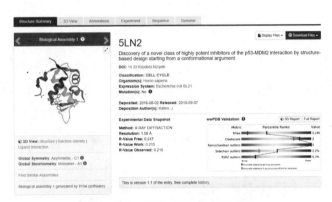

图 5-21　PDB 结构数据库搜索

在 Discovery Studio 中打开该晶体结构文件，图形窗口显示的晶体结构如图 5-22 所示。

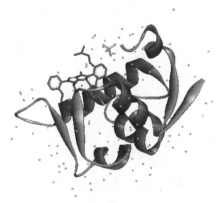

图 5-22　图形窗口显示的晶体结构

(1) 我们将水分子和其他无关配体分子删除。打开层次窗口（菜单栏 View > Hierarchy，或按下键盘快捷键"Ctrl + H"），展开第 2 个 A 链，按住 Ctrl 键，选中第 2 个 A 链中的 SO4202、CL203 和第 3 个 A 链，然后按下 Delete 键，即可将其删除（图 5-23）。

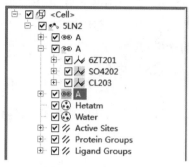

图 5-23　层次窗口

(2) 我们选中第 2 个 A 链，点击工具栏"Fit To Screen"按钮 ，将小分子调至屏幕中央。设置小分子的显示方式为棍棒模型，碳原子为绿色（通过 Ctrl + D 调出 Display Style 窗口进行设置，操作可参照第四章实验内容）（图 5-24）。然后展开第 1 个 A 链，找到并点击 96 位组氨酸残基 HIS96，将其设置为棍棒模型，碳原子为青色。

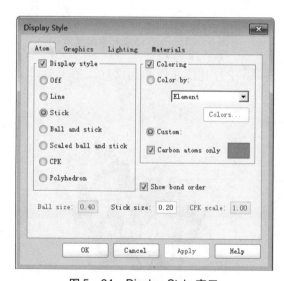

图 5-24　Display Style 窗口

通过观察可发现，小分子咪唑吡咯烷酮骨架上的羰基氧与96位组氨酸的ε位氮原子相距较近，能够形成氢键。但Discovery Studio将96位组氨酸ε位氮原子识别为非质子化，需手动调整该结构。通过点击组氨酸残基上相应的单双键，然后在工具栏的Chemistry按钮集中，通过点击 ，修改组氨酸侧链咪唑环的单双键信息，使小分子抑制剂能够与其形成氢键作用（图5-25）。

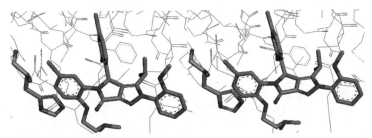

图5-25　修改组氨酸侧链咪唑环单双键信息（左：修改前；右：修改后）

（3）切换至"Simulation"标签，在"Tools"面板中点击"Change Forcefiled"列表下的"Apply Forcefield"选项，为小分子添加CHARMm力场。可见整个体系的氢原子被补齐（图5-26）。

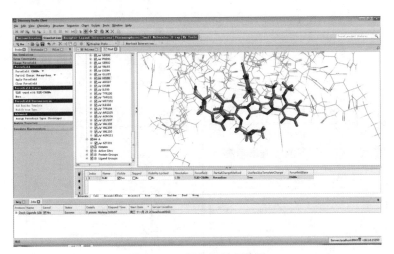

图5-26　蛋白预处理结果

2.2　为复合物添加溶剂环境

点击"Tools"工具面板"Run Simulations"列表下的"Solvation…"项目，打开"Solvation"设置窗口，按照上一小节的实验操作，为整个复合物体系添加类生理盐水环境。当运行完毕后，图形窗口将显示被水分子包裹的复合物体系（图5-27）。

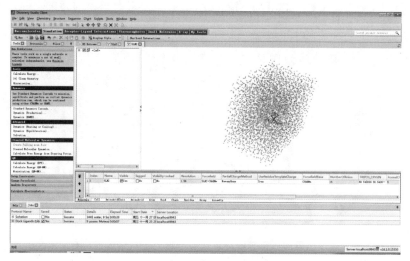

图5-27　添加溶剂环境

2.3　定义约束原子簇

采用上一节的方法，对添加溶剂环境后的体系的氨基酸残基进行约束原子簇的设置。

在层次窗口中选中两个A链，点击主菜单Edit＞Group…，在弹出的Edit Group窗口中输入"Fixed"后点击"Define"。重复该操作，将两个A链继续定义为两个新的原子簇"Constraint1"和"Constraint2"（图5-28）。

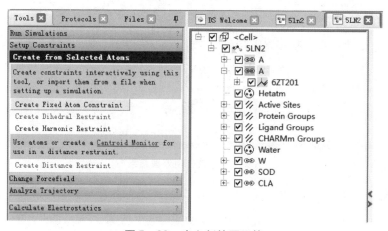

图5-28　定义新的原子簇

选中"Fixed"原子簇,点击"Tools"工具面板"Setup Constrains"列表下的"Create Fixed Atom Constraint"项,可见小分子的原子上出现蓝色格栏。同样,选中"Constraint1"原子簇,点击"Create Harmonic Restraint"项,可见小分子的原子上出现青色格栏。用同样的方法设置"Constraint2"原子簇。在表格窗口中,分别修改"Constraint1"和"Constraint2"的"Force Constant"数值为50和10(图5-29)。

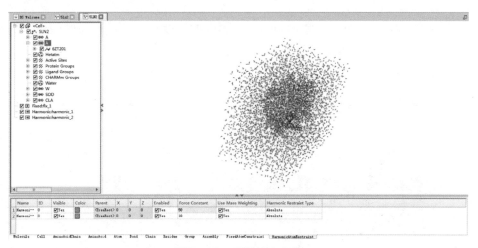

图5-29 设置约束参数

2.4 设置分子动力学模拟流程参数并运行

点击"Tools"工具面板"Run Simulations"列表下的"Standard Dynamics Cascade…"项,打开"Standard Dynamics Cascade"设置窗口。所有参数设置与上一节方法相同,可参照上一节实验内容。

最后,点击"Standard Dynamics Cascade"窗口中的"Run"按钮,开始分子动力学模拟计算。由于该体系稍大,作业完成需数十分钟(图5-30)。

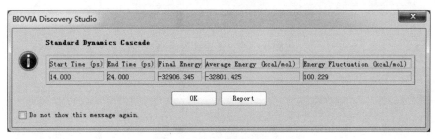

图5-30 结果提示窗口

· 139 ·

2.5 查看结果

2.5.1 动画播放

双击"Jobs"任务窗口的"Standard Dynamics Cascade"一行，新标签页中展示的结果表格记录了模拟的起止时间、各项能量信息等数据，结果表格下方自动展示了采样阶段的体系温度和总能量随时间的变化图线（图5-31）。

点击"View Results"按钮，在打开的图形窗口中，首先取消勾选层次窗口中的"Fixed：fix_1_Fixed"等三项，将原子周围的格栅标记隐藏。随后点击主菜单 Structure > Animation > Play，可观察图形窗口中体系按帧播放的动态画面（20帧动画），重复点击菜单 Structure > Animation > Play，可停止动画播放（图5-32）。

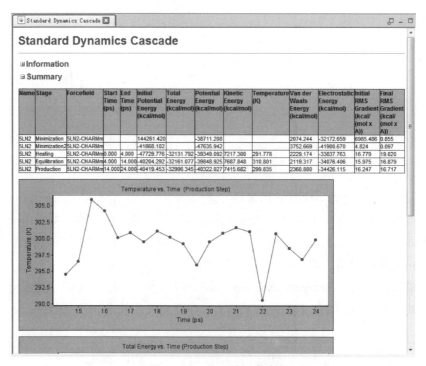

图5-31 作业结果表格

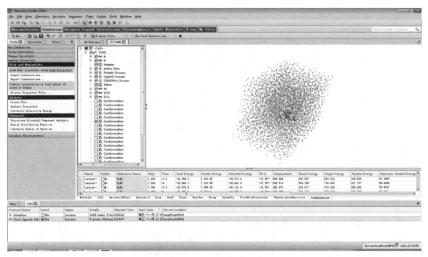

图 5-32 动画播放

2.5.2 绘制能量曲线

点击主窗口"Simulation"标签,在"Tools"工具面板中点击"Analyze Trajectory"列表下的"Create Plot…"项,以打开 Choose X and Y axes 对话框。按照上一节的操作方法,选择 X、Y 轴的项目,然后点击"OK"按钮。在弹出的标签页中,将显示能量随时间变化的图线,可观察不同时间点体系的总能量、范德华相互作用能量和静电相互作用能量(图 5-33)。

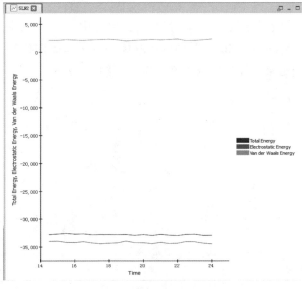

图 5-33 能量随时间变化的图线

2.5.3 定义氢键监控

由于溶剂模型中的水分子过多，不利于观察小分子配体与受体的相互作用，因此可以对图形显示进行一些处理，仅显示小分子配体周围的氨基酸残基和水分子。点击层次窗口中的第 2 个 A 链，点击主菜单 Edit > Select…，在弹出的 Select 窗口中，将 Selection Mode 项选择为"Add"，Scope 项选择为"Residue"，然后 Select by 设置并选择"Radius All within 3.50 Å"。点击"Apply"按钮，图形窗口中选中的原子被标记为高亮。在图形窗口任一位置点击鼠标右键，出现的菜单中点击"Show Only"，即可仅显示配体小分子及其周围 3.5 Å 以内的氨基酸残基和水分子（图 5-34）。

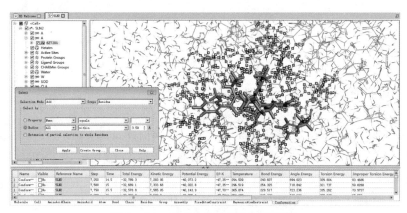

图 5-34　选择仅显示指定区域原子

在层次窗口中，重新点击第 2 个 A 链，仅选中小分子配体，然后点击主菜单 Structure > Monitor > Hbond，即可将配体小分子与周围残基、水分子的氢键相互作用标记出来，默认以绿色虚线显示（图 5-35）。

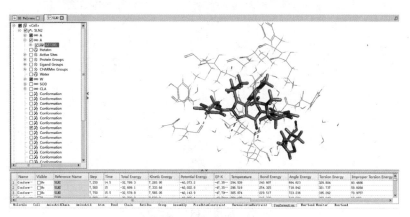

图 5-35　氢键监控

点击主菜单 Structure > Animation > Play，可见动画播放的同时，氢键的形成与断开在发生交替变化，但配体小分子的羰基氧与 96 位组氨酸的 ε 位氮原子形成的氢键在大多数帧中都存在，表明该氢键作用相对稳定，是配体与受体分子识别的关键相互作用之一（图 5 – 35）。

2.6　计算相互作用能量

基于分子动力学模拟的结果，可计算获得体系中任意两组原子的相互作用能量。

在层次窗口中点击第一个 A 链，然后点击菜单栏 Edit > Group…，将其名称定义为"Receptor"（图 5 – 36）。

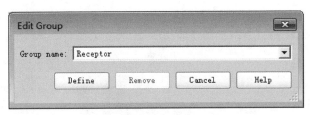

图 5 – 36　定义"Receptor"

点击"Tools"工具面板中 Analyze Trajectory 列表下的"Calculate Interaction Energy…"，打开"Calculate Interaction Energy"对话框。其中，Atom Selection 1 选择"5LN2: Ligand Groups: Ligand 1"，Atom Selection 2 选择"5LN2: Receptor"，将两组原子指定为配体和受体。Dielectric Model 项设置为"Implicit Distance-Dependent Dielectrics"（图 5 – 37）。

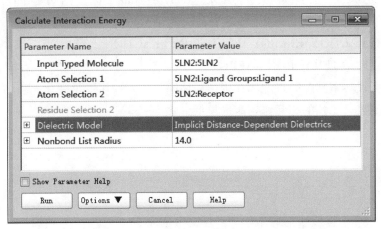

图 5 – 37　Calculate Interaction Energy 流程参数设置

点击对话框中的"Run"按钮开始运算，以获得本次分子动力学模拟的每一帧输出结构的受体－配体相互作用能量。

在作业运行完毕后，双击"Jobs"窗口中的作业名称，打开"Calculate Interaction Energy"新标签页，然后点击"View Results"按钮，在表格窗口中，点击选择"Conformation"标签页，表格中每一帧结构对应一行数据。将表格拖至最右侧，找到"INTERACTION ENERGY""VDW INTERACTION ENERGY"和"ELECTROSTATIC INTERACTION ENERGY"三列数据，这三列数据展示了配体和蛋白受体间的相互作用能量及其分解项（范德华相互作用能量及静电相互作用能量）（图5－38）。

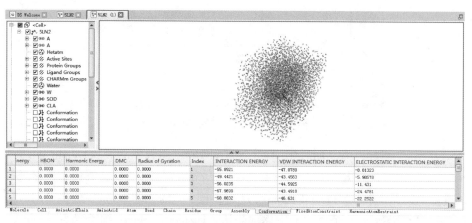

图5－38　运行结果

在"Tools"工具面板中点击"Analyze Trajectory"列表下的"Create Plot..."项，以打开Choose X and Y axes对话框。选择X轴为"Time"，Y轴为"INTERACTION ENERGY""VDW INTERACTION ENERGY"和"ELECTROSTATIC INTERACTION ENERGY"，然后点击"OK"按钮。在弹出的标签页中，可观察不同时间点配体和蛋白受体间的相互作用能量变化。从图线可以看出，倒数第二帧的相互作用能量最低（图5－39）。

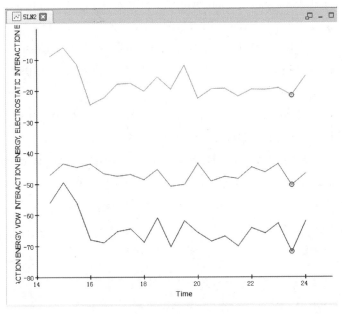

图 5-39 相互作用能量图线

【参考文献】

[1] ANDERSON J A, LORENZ C D, TRAVESSET A. General purpose molecular dynamics simulations fully implemented on graphics processing units [J]. J Comput Phys, 2008, 227 (10): 5342-5359.

[2] KARPLUS M, MCCAMMON J A. Molecular dynamics simulations of biomolecules [J]. Nat Struct Biol, 2002, 9 (9): 646-652.

[3] GOTZ A W, WILLIAMSON M J, XU D, et al. Routine Microsecond Molecular Dynamics Simulations with AMBER on GPUs. 1. Generalized Born [J]. J Chem Theory Comput, 2012, 8 (5): 1542-1555.

[4] KLEPEIS J L, LINDORFF-LARSEN K, DROR R O, et al. Long-timescale molecular dynamics simulations of protein structure and function [J]. Curr Opin Struct Biol, 2009, 19 (2): 120-127.

[5] DWORKIN R H, CORBIN A E, YOUNG J P, et al. Pregabalin for the treatment of postherpetic neuralgia-A randomized, placebo-controlled trial [J]. Neurology, 2003, 60 (8): 1274-1283.

[6] SALOMON-FERRER R, GOTZ A W, POOLE D, et al. Routine microsecond

molecular dynamics simulations with AMBER on GPUs. 2. explicit solvent particle mesh ewald [J]. J Chem Theory Comput, 2013, 9 (9): 3878 – 3788.

[7] FORESTER T R, SMITH W. SHAKE, rattle, and roll: Efficient constraint algorithms for linked rigid bodies [J]. J Comput Chem, 1998, 19 (1): 102 – 111.

[8] 何田丽, 马建华, 郭加友, 等. MDM2、MDMX 以及 p53 在肿瘤中的研究进展 [J]. 医学综述, 2017, 7: 1338 – 1341.

[9] FURET P, MASUYA K, KALLEN J, et al. Discovery of a novel class of highly potent inhibitors of the p53 – MDM2 interaction by structure-based design starting from a conformational argument [J]. Bioorg Med Chem Lett, 2016, 26 (19): 4837 – 4841.